Joachim Bonsack

Meilensteine der modernen Medizinforschung

Einblicke in eine bessere Zukunft

bup

Joachim Bonsack

Meilensteine der modernen Medizinforschung

Einblicke in eine bessere Zukunft

Print: ISBN 978-3-69035-199-7
eBook: ISBN: 978-3-69035-204-8

Bestellnummer: 1808 (Taschenbuch)
Auch als eBook verfügbar

© Bremen University Press, 2024.
Die Nutzung des Manuskripts im Ganzen oder in Teilen ohne vorherige schriftliche Zustimmung des Verlags ist nicht zulässig.

Erste Auflage Dezember 2024

Bremen University Press
Fahrenheitstr. 11
D-28359 Bremen

bup@bremenuniversitypress.com
www.bremenuniversitypress.com

Joachim Bonsack

Meilensteine der modernen Medizinforschung

Einblicke in eine bessere Zukunft

Übersicht

1. GENOMFORSCHUNG	25
2. KÜNSTLICHE INTELLIGENZ	52
3. IMMUNTHERAPIE	72
4. VERGLEICH UND SYNTHESE DER FORTSCHRITTE	85
6. GESELLSCHAFTLICHE IMPLIKATIONEN	90
7. AUSBLICK	94
8. FAZIT	98
10. INDEX	101

Inhaltsverzeichnis

Einleitung	9
Relevanz der medizinischen Forschung	**11**
Umgang mit Infektionskrankheiten	15
Bekämpfung übertragbarer Krankheiten	16
Prävention und Bewältigung von Pandemien	16
Technologietransfer	17
Resilienz von Gesundheitssystemen	17
Förderung sozialer Stabilität	18
Innovation als Treiber für den Fortschritt	18
Stärkung der internationalen Zusammenarbeit	18
Neue Ansätze zur Diagnose und Therapie	**19**
Steigende Krankheitslast	19
Grenzen bestehender Diagnostik	20
Herausforderungen in der Therapie	20
Bedrohung durch Resistenzen	21
Kosten und Zugang zu Behandlung	21
Technologischer und wissenschaftlicher Fortschritt	22
Implikationen für die klinische Praxis und die Gesellschaft	22
1. GENOMFORSCHUNG	**25**
Grundlagen der Genomik und deren Bedeutung	**25**
Das Humangenomprojekt	**27**
Gen-Editierungstechnologien	**30**
Hochdurchsatz-Sequenzierung (Next-Generation Sequencing).	**33**
Klinische Anwendungen	**37**
Diagnostik und Therapie genetischer Erkrankungen	**40**

Entwicklung personalisierter Medizin 44

Genetische Modifikationen 48

2. KÜNSTLICHE INTELLIGENZ 52

Einführung in KI in der Medizin 52

Relevanz von KI im Gesundheitswesen 54

Aktuelle Anwendungen 56

KI in der medizinischen Bildgebung 59

KI-gestützte Therapieplanung 61

Verbesserte Diagnostik und Effizienzsteigerung 64

Bias und Interpretierbarkeit von KI-Modellen 66

Verantwortung 69

3. IMMUNTHERAPIE 72

Wissenschaftliche Grundlagen 72

Funktionsweise der Immuntherapie 74

Anwendungen in der Onkologie 75

Einsatz bei Autoimmunerkrankungen 80

Behandlung chronischer Infektionen 82

4. VERGLEICH UND SYNTHESE DER FORTSCHRITTE 85

Gemeinsamkeiten 85

Unterschiede 85

Bewertung der Relevanz 86

Herstellung, Logistik und Skalierbarkeit 87

Ethische Aspekte 89

6. GESELLSCHAFTLICHE IMPLIKATIONEN 90

Gesellschaftliche Auswirkungen neuer Therapien 90

Zugänglichkeit und Gerechtigkeit	90
Datenschutz und Privatsphäre	91
Verantwortung und Regulation	92

7. AUSBLICK 94

Synergien zwischen Genomik, KI und Immuntherapie	94
Forschungslücken	95
Identifikation weiterer Anwendungsfelder	96
Implikationen für die medizinische Praxis	96
Langfristige Veränderungen im Gesundheitswesen durch neue Technologien	97

8. FAZIT 98

10. INDEX 101

Einleitung

Die Medizin hat in den letzten Jahren ganz erhebliche Fortschritte hervorgebracht, die nicht nur die Behandlungsmöglichkeiten einzelner Krankheiten revolutioniert haben, sondern unser gesamtes Verständnis von Gesundheit und Krankheit verändern. Diese Ergebnisse haben auf den ersten Blick wenig miteinander zu tun, doch tatsächlich gibt es etliche rote Linien, die einen ebenso segensreichen wie spannenden Zusammenhang aufzeigen, der am Ende nicht nur die großen Errungenschaften der letzten Jahre aufzeigt, sondern auch die Richtung weist, mit welchen weiteren Fortschritten in näherer Zukunft zu rechnen ist.

Dieses Buch widmet sich der Darstellung dieser bahnbrechenden Entwicklungen, die unser Leben auf fundamentale Weise beeinflussen und gleichzeitig den Weg für weitere Innovationen ebnen. Es ist eine Reise durch die spannendsten Kapitel moderner medizinischer Forschung, die zeigt, wie eng Wissenschaft, Technologie und die Bedürfnisse der Menschen miteinander verwoben sind.

Von der Entschlüsselung des menschlichen Genoms über den Einsatz künstlicher Intelligenz bis hin zur Immuntherapie – die Fortschritte, die in diesem Buch behandelt werden, stehen nicht isoliert nebeneinander. Vielmehr greifen sie ineinander, ergänzen sich und verstärken ihre Wirksamkeit gegenseitig. So ermöglicht die Genomforschung nicht nur ein besseres Verständnis genetischer Ursachen von Krankheiten, sondern schafft auch die Basis für personalisierte Therapien, die durch künstliche Intelligenz präziser und effizienter entwickelt werden können. Gleichzeitig hat die Immuntherapie, die in der Onkologie bereits beachtliche Erfolge feiert, das Potenzial, durch genetische und KI-gestützte Forschung noch weiter verbessert zu werden. Diese Fortschritte stehen beispielhaft für eine neue Ära der integrativen Medizin, in der Disziplinen übergreifend zusammenarbeiten, um komplexe Gesundheitsprobleme zu lösen.

Doch die Bedeutung dieser Entwicklungen geht weit über die Technik hinaus. Sie beeinflussen das Leben der Menschen auf einer zutiefst persönlichen Ebene. Krankheiten, die früher unheilbar schienen, werden heute beherrschbar oder gar heilbar. Patienten profitieren von Behandlungen, die nicht mehr auf eine „Einheitsgröße" setzen, sondern individuell auf ihre genetischen und medizinischen Besonderheiten abgestimmt sind. Zugleich verändern diese Fortschritte die Art und Weise, wie wir medizinische Versorgung organisieren und Gesundheitsprobleme weltweit angehen. Von der Prävention bis zur Therapie stehen immer mehr Werkzeuge zur Verfügung, die nicht nur effizienter, sondern auch gerechter eingesetzt werden können.

Dieses Buch präsentiert die wichtigsten Errungenschaften der modernen Medizin in einem zusammenhängenden, ganzheitlichen Kontext. Es zeigt auf, wie diese Fortschritte unsere Lebensqualität steigern und bestehende Barrieren in der Gesundheitsversorgung überwinden.

Gleichzeitig wird beleuchtet, wie diese Errungenschaften neue Fragen und Herausforderungen aufwerfen – sei es in den Bereichen Ethik, Zugänglichkeit oder Nachhaltigkeit.

Indem die Fortschritte nicht isoliert, sondern als ein vernetztes System betrachtet werden, will dieses Buch einen Beitrag dazu leisten, das Potenzial der modernen Medizin zu verstehen und den Blick für zukünftige Möglichkeiten zu öffnen. Es richtet sich an Leser, die nicht nur die faszinierenden Details medizinischer Innovationen kennenlernen möchten, sondern auch die großen Zusammenhänge, die diese Fortschritte antreiben und sie zu einem Motor für positive Veränderungen in der Welt machen. Denn eines ist klar: Die Medizin steht nicht still – sie entwickelt sich stetig weiter, und mit ihr die Hoffnung auf eine gesündere und gerechtere Zukunft für uns alle.

Relevanz der medizinischen Forschung

Die medizinische Forschung spielt eine zentrale Rolle bei der Bewältigung globaler Gesundheitsprobleme, die durch demografische, soziale, ökologische und wirtschaftliche Faktoren verstärkt werden. Angesichts der wachsenden Weltbevölkerung, der zunehmenden Häufigkeit chronischer und nichtübertragbarer Krankheiten sowie der Bedrohung durch neuartige Infektionskrankheiten ist die Bedeutung wissenschaftlicher Fortschritte in der Medizin größer denn je. Die Relevanz der medizinischen Forschung lässt sich auf mehreren Ebenen betrachten: Prävention, Diagnostik, Therapieentwicklung, Gesundheitspolitik und gesellschaftliche Stabilität.

In den letzten 80 Jahren hat die Medizin außergewöhnliche Fortschritte erzielt, die unser Verständnis von Gesundheit und Krankheit revolutionierten und die Lebensqualität sowie die Lebenserwartung weltweit maßgeblich verbesserten. Diese Entwicklungen waren das Ergebnis einer Kombination aus wissenschaftlicher Neugier, technologischem Fortschritt und interdisziplinärer Zusammenarbeit, die immer wieder neue Möglichkeiten für Prävention, Diagnostik und Therapie eröffnete.

Die 1940er-Jahre waren geprägt von einem der bedeutendsten Durchbrüche in der Geschichte der Medizin: der Entdeckung und breiten Anwendung von Antibiotika wie Penicillin. Diese bahnbrechende Entwicklung rettete Millionen von Menschenleben, indem sie bakterielle Infektionen, die zuvor oft tödlich verliefen, effektiv behandelte. Antibiotika wurden schnell zu einem zentralen Werkzeug der modernen Medizin und ermöglichten komplexere medizinische Eingriffe wie Operationen, Transplantationen und Chemotherapien, die ohne Infektionskontrolle nicht denkbar wären.

In den 1950er- und 1960er-Jahren revolutionierten Impfprogramme die öffentliche Gesundheit. Mit der Einführung von Impfstoffen gegen Krankheiten wie Polio, Masern und Pocken gelang es, die globale Krankheitslast drastisch zu reduzieren. Insbesondere die Ausrottung der Pocken in den 1980er-Jahren gilt als eines der größten Erfolge der präventiven Medizin und ein Beweis für die Effektivität global koordinierter Gesundheitsinitiativen.

Parallel dazu wurden in den 1960er- und 1970er-Jahren technologische Innovationen vorangetrieben, die die Diagnostik und Behandlung grundlegend veränderten. Die Entwicklung bildgebender Verfahren wie der Computertomographie (CT) und Magnetresonanztomographie (MRT) eröffnete Ärzten die Möglichkeit, tief in den menschlichen Körper zu blicken, ohne invasive Eingriffe durchführen zu müssen. Gleichzeitig führten Fortschritte in der Pharmakologie zur Entwicklung wirksamer Medikamente zur Behandlung chronischer Erkrankungen wie Herz-Kreislauf-Erkrankungen, Bluthochdruck und Diabetes.

Die 1980er- und 1990er-Jahre brachten weitere Meilensteine, insbesondere in der Molekularbiologie und Gentechnologie. Die Entdeckung der DNA-Struktur und die zunehmende Entschlüsselung genetischer Mechanismen legten den Grundstein für die moderne Genomforschung. Diese Entwicklungen gipfelten im Humangenomprojekt, das im Jahr 2003 erfolgreich abgeschlossen wurde und erstmals eine vollständige Kartierung des menschlichen Erbguts ermöglichte. Die daraus resultierenden Erkenntnisse ebneten den Weg für die personalisierte Medizin, die individuelle genetische Profile nutzt, um maßgeschneiderte Therapien zu entwickeln.

In den letzten zwei Jahrzehnten hat die Medizin eine noch stärkere Integration von Technologie und Wissenschaft erlebt. Fortschritte in der Immuntherapie haben insbesondere die Behandlung von Krebs revolutioniert, indem das Immunsystem gezielt darauf trainiert wurde, Tumorzellen zu erkennen und zu bekämpfen. Parallel dazu haben neue Technologien wie CRISPR-Cas9 das Genom-Editing präziser und zugänglicher gemacht, wodurch genetische Erkrankungen in der Zukunft möglicherweise heilbar werden könnten.

Ein weiterer Schlüsselbereich moderner Fortschritte ist der Einsatz künstlicher Intelligenz (KI). KI-Algorithmen ermöglichen nicht nur schnellere und genauere Diagnosen durch Analyse großer Datenmengen, sondern auch die Entwicklung neuer Medikamente und die Optimierung klinischer Prozesse. In Verbindung mit der Digitalisierung der Gesundheitsversorgung und der Entwicklung von Telemedizin hat die KI das Potenzial, die Gesundheitsversorgung zugänglicher und effizienter zu machen.

Diese Entwicklungen markieren den Übergang von der klassischen Medizin, die sich auf die Bekämpfung einzelner Krankheiten konzentrierte, zu einer integrativen und präzisen Medizin, die den Menschen in den Mittelpunkt stellt. Die Fortschritte der letzten Jahrzehnte haben nicht nur dazu beigetragen, akute und chronische Krankheiten besser zu behandeln, sondern auch die Grundlagen dafür geschaffen, zukünftige

Herausforderungen wie Pandemien, zunehmende Antibiotikaresistenzen und den demografischen Wandel zu bewältigen.

In dieser modernen Ära, in der Wissenschaft und Technologie nahtlos ineinandergreifen, steht die Medizin vor der Aufgabe, die Errungenschaften der Vergangenheit mit den Möglichkeiten der Zukunft zu verbinden. Diese Überleitung zur Gegenwart und Zukunft der Medizin zeigt, dass wir nicht nur auf bisherigen Erfolgen aufbauen, sondern auch aktiv daran arbeiten müssen, die Gesundheitsversorgung weltweit gerechter, nachhaltiger und innovativer zu gestalten. Dieses Buch widmet sich der detaillierten Betrachtung der jüngsten bahnbrechenden Fortschritte, die die Medizin von heute und morgen prägen werden.

Umgang mit Infektionskrankheiten

Infektionskrankheiten stellen nach wie vor eine erhebliche globale Herausforderung dar. Neue Krankheitserreger wie SARS-CoV-2 (COVID-19), aber auch altbekannte Infektionen wie Malaria, Tuberkulose oder HIV, erfordern kontinuierliche Forschungsanstrengungen. Die medizinische Forschung ermöglicht die Entwicklung neuer Impfstoffe, antiviraler Medikamente und verbesserter Diagnoseverfahren. So konnte beispielsweise die schnelle Entwicklung von mRNA-Impfstoffen gegen COVID-19 durch Jahrzehnte der Grundlagenforschung erreicht werden. Diese Technologien bieten nicht nur kurzfristige Lösungen, sondern schaffen auch die

Grundlage für zukünftige Impfstoffe gegen weitere Infektionen.

Bekämpfung übertragbarer Krankheiten

Nichtübertragbare Krankheiten wie Diabetes, Herz-Kreislauf-Erkrankungen, Krebs und neurodegenerative Erkrankungen sind weltweit auf dem Vormarsch und stellen insbesondere in alternden Gesellschaften eine enorme Belastung für Gesundheitssysteme dar. Die medizinische Forschung bietet Lösungen, indem sie innovative Behandlungsansätze entwickelt, wie zum Beispiel personalisierte Medizin, die auf genetischen und molekularen Daten basiert. Fortschritte in der Prävention, wie verbesserte Screening-Programme und Risikovorhersagen, tragen dazu bei, die Krankheitslast zu reduzieren und Lebensqualität zu verbessern.

Prävention und Bewältigung von Pandemien

Die globale Mobilität und der Klimawandel erhöhen das Risiko von Pandemien, da neue Krankheitserreger schneller verbreitet und bestehende Krankheiten durch Umweltveränderungen begünstigt werden. Die Forschung im Bereich Epidemiologie, Virologie und Public Health ist entscheidend, um frühzeitig Warnsysteme zu etablieren und evidenzbasierte Maßnahmen zur Eindämmung von Pandemien zu entwickeln. Beispiele hierfür sind internationale Kooperationen wie das „Global Health Security Agenda"-Netzwerk, das durch

Forschung unterstützt wird, um Gesundheitssysteme weltweit widerstandsfähiger zu machen.

Technologietransfer

Ein großer Teil der Weltbevölkerung hat nur eingeschränkten Zugang zu moderner medizinischer Versorgung. Die Forschung hilft, kosteneffiziente Technologien zu entwickeln, die auch in ressourcenarmen Regionen eingesetzt werden können. Ein Beispiel sind tragbare Diagnosegeräte, die in entlegenen Gebieten schnelle und präzise Diagnosen ermöglichen. Zudem schafft die Forschung die Basis für globale Initiativen wie das „Access to Medicine"-Programm, das den Zugang zu lebenswichtigen Medikamenten verbessert.

Resilienz von Gesundheitssystemen

Die Belastung von Gesundheitssystemen durch alternde Gesellschaften, Umweltkatastrophen und wirtschaftliche Instabilität erfordert nachhaltige und resiliente Ansätze. Die medizinische Forschung liefert hierfür Modelle und Strategien, um die Effizienz und Nachhaltigkeit von Versorgungssystemen zu erhöhen. Telemedizin und digitale Gesundheitslösungen, die durch technologische Innovationen vorangetrieben werden, spielen eine immer wichtigere Rolle bei der Sicherstellung einer flächendeckenden Gesundheitsversorgung.

Förderung sozialer Stabilität

Gesundheit ist ein zentraler Pfeiler gesellschaftlicher Stabilität. Epidemien und chronische Krankheitswellen können soziale Spannungen verschärfen, wirtschaftliche Ressourcen aufbrauchen und politische Instabilität fördern. Die medizinische Forschung trägt dazu bei, solche Risiken zu minimieren, indem sie nicht nur Krankheiten behandelt, sondern auch langfristige Lösungen zur Verbesserung der Gesundheit von Gemeinschaften bietet. So hat die Eliminierung von Krankheiten wie Polio in vielen Regionen dazu beigetragen, die sozioökonomische Entwicklung zu fördern.

Innovation als Treiber für den Fortschritt

Die medizinische Forschung ist ein Motor für Innovation, der weit über die Medizin hinausgeht. Technologien wie künstliche Intelligenz, Genomik und Biotechnologie haben nicht nur die medizinische Praxis revolutioniert, sondern auch andere Bereiche wie Agrarwissenschaften, Umwelttechnologien und Informatik beeinflusst. Diese Synergien tragen dazu bei, umfassendere Lösungen für globale Herausforderungen zu entwickeln.

Stärkung der internationalen Zusammenarbeit

Gesundheitsprobleme kennen keine Grenzen, und die medizinische Forschung ist ein Schlüssel zur Förderung internationaler Zusammenarbeit. Initiativen wie die „World Health Organization" (WHO) oder die Zusammenarbeit bei globalen Impfprogrammen basieren auf der Grundlage wissenschaftlicher Erkenntnisse und Forschungsergebnisse. Diese gemeinsamen Anstrengungen stärken das globale Gesundheitssystem und fördern den Wissenstransfer zwischen Ländern.

Neue Ansätze zur Diagnose und Therapie

Die Entwicklung neuer Ansätze zur Diagnose und Therapie schwerwiegender Erkrankungen ist von entscheidender Bedeutung, da bestehende medizinische Methoden oft an ihre Grenzen stoßen. Die Dringlichkeit ergibt sich aus der wachsenden Prävalenz von Krankheiten, den gesellschaftlichen und wirtschaftlichen Auswirkungen von Gesundheitsproblemen und der Notwendigkeit, personalisierte und effektive Behandlungsoptionen zu schaffen.

Steigende Krankheitslast

Die weltweite Belastung durch schwerwiegende Erkrankungen wie Krebs, Herz-Kreislauf-Erkrankungen, neurodegenerative Krankheiten und seltene genetische Störungen nimmt kontinuierlich zu. Diese Krankheiten sind nicht nur führende Todesursachen, sondern beeinträchtigen auch die Lebensqualität der Betroffenen erheblich. Die alternde Bevölkerung trägt zusätzlich zu dieser Entwicklung bei, da das Risiko für viele chronische Erkrankungen mit zunehmendem Alter steigt. Gleichzeitig stellen neu auftretende oder mutierende Infektionskrankheiten wie SARS-CoV-2 eine akute Bedrohung dar, die schnelle und innovative Lösungen erfordert.

Grenzen bestehender Diagnostik

Trotz enormer Fortschritte in der Diagnostik gibt es nach wie vor erhebliche Herausforderungen. Viele Krankheiten werden erst in fortgeschrittenen Stadien erkannt, in denen die Behandlungsmöglichkeiten begrenzt sind. Beispiele hierfür sind Krebsarten wie Bauchspeicheldrüsenkrebs, die oft symptomlos verlaufen und daher erst spät diagnostiziert werden. Es besteht ein dringender Bedarf an sensibleren und spezifischeren Diagnoseverfahren, die eine frühzeitige Erkennung ermöglichen und so die Erfolgschancen der Therapie erhöhen. Gleichzeitig erfordert die zunehmende Komplexität moderner Krankheiten die Entwicklung innovativer Technologien wie Flüssigbiopsien, molekularer Bildgebung und KI-gestützter Diagnosetools.

Herausforderungen in der Therapie

Die Entwicklung effektiver Therapien wird durch die Heterogenität vieler Krankheiten erschwert. Krebs, zum Beispiel, ist nicht eine einzige Krankheit, sondern eine Gruppe von über 100 verschiedenen Erkrankungen, die jeweils unterschiedliche genetische und molekulare

Merkmale aufweisen. Standardisierte Therapien sind oft nicht ausreichend, um diese Vielfalt abzudecken, was die Entwicklung personalisierter Ansätze erforderlich macht. Zudem stoßen Therapien bei Krankheiten wie Alzheimer, Parkinson oder antibiotikaresistenten Infektionen an ihre Grenzen, da die zugrunde liegenden Mechanismen noch nicht vollständig verstanden sind oder es an wirksamen Behandlungsoptionen mangelt.

Bedrohung durch Resistenzen

Die zunehmende Resistenz von Krankheitserregern gegenüber bestehenden Medikamenten, insbesondere Antibiotika, stellt eine der größten globalen Herausforderungen dar. Multiresistente Bakterien können selbst bei einfachen Infektionen tödlich sein, und die Entwicklung neuer Antibiotika schreitet nur langsam voran. Ähnlich verhält es sich mit der Resistenz gegenüber antiviralen Medikamenten und Krebsmedikamenten, die die Effektivität bestehender Therapien erheblich einschränken. Neue Wirkstoffe und alternative therapeutische Ansätze, wie die Nutzung von Phagen oder Immuntherapien, sind dringend erforderlich, um dieser Entwicklung entgegenzuwirken.

Kosten und Zugang zu Behandlung

Viele der aktuell verfügbaren Therapien, insbesondere bei schweren Erkrankungen, sind extrem teuer und für große Teile der Bevölkerung unzugänglich. Dies betrifft nicht nur Länder mit niedrigem und mittlerem Einkommen, sondern auch entwickelte Länder, in denen Patienten oft unter finanzieller Belastung leiden, um Zugang zu lebensrettenden Behandlungen zu erhalten. Die Entwicklung kosteneffizienter und skalierbarer Behandlungsansätze ist daher eine zentrale Herausforderung, um sicherzustellen, dass die medizinischen Fortschritte allen zugutekommen.

Technologischer und wissenschaftlicher Fortschritt

Während Fortschritte in der Genomforschung, KI und Biotechnologie vielversprechende Möglichkeiten bieten, stehen wir noch am Anfang, diese Technologien in der Breite zu nutzen. Die Dringlichkeit, neue Ansätze zu entwickeln, liegt auch darin, diese Technologien so weiterzuentwickeln, dass sie den Übergang von der Grundlagenforschung in die klinische Praxis beschleunigen. Dies erfordert nicht nur wissenschaftliche Innovationen, sondern auch Investitionen, regulatorische Anpassungen und interdisziplinäre Zusammenarbeit.

Implikationen für die klinische Praxis und die Gesellschaft

Die Fortschritte in der Medizin haben weitreichende Auswirkungen auf die klinische Praxis und die Gesellschaft. Sie verändern nicht nur die Art und Weise, wie Krankheiten diagnostiziert und behandelt werden, sondern beeinflussen auch grundlegende Strukturen und

Prozesse im Gesundheitswesen. In der klinischen Praxis ermöglichen neue Technologien wie künstliche Intelligenz und genomische Ansätze eine präzisere Diagnostik und personalisierte Therapien. Ärzte können dank genetischer Tests individuelle Krankheitsrisiken besser einschätzen und maßgeschneiderte Behandlungspläne entwickeln, die effektiver und schonender für die Patienten sind. Fortschritte in der Immuntherapie und der molekularen Bildgebung eröffnen neue Wege, um selbst komplexe oder fortgeschrittene Krankheiten gezielter zu behandeln.

Diese Innovationen wirken sich jedoch nicht nur auf die Medizin aus, sondern auch auf die Gesellschaft. Sie tragen dazu bei, die Lebensqualität zu verbessern, indem Krankheiten, die früher unheilbar oder schwer zu behandeln waren, besser kontrolliert oder geheilt werden können. Gleichzeitig werfen sie jedoch Fragen der Gerechtigkeit und Zugänglichkeit auf. Hochentwickelte Therapien sind oft teuer und stehen nicht allen Patienten gleichermaßen zur Verfügung. Dies stellt eine Herausforderung für das globale Gesundheitswesen dar, da bestehende Ungleichheiten verstärkt werden könnten, wenn der Zugang zu modernen Behandlungen nicht ausgeweitet wird.

Auch ethische und soziale Fragen gewinnen an Bedeutung. Fortschritte wie das Genome Editing durch CRISPR-Cas9 oder der Einsatz von KI in der Medizin werfen Debatten darüber auf, wie diese Technologien verantwortungsvoll genutzt werden können. Die

Speicherung und Verarbeitung sensibler medizinischer Daten sowie die Möglichkeit, genetische Merkmale zu verändern, berühren Grundfragen der Ethik und des Datenschutzes. Diese Entwicklungen erfordern eine enge Zusammenarbeit zwischen Wissenschaft, Politik und Gesellschaft, um einen gerechten und sicheren Umgang mit diesen Technologien zu gewährleisten.

Die wirtschaftlichen Implikationen sind ebenfalls erheblich. Während neue Medikamente und Therapien oft hohe Entwicklungskosten mit sich bringen, könnten sie langfristig Kosten im Gesundheitswesen senken, da sie präzisere und effizientere Behandlungen ermöglichen. Gleichzeitig entstehen neue Industrien und Arbeitsplätze im Bereich der Biotechnologie und Medizintechnik. Diese Fortschritte schaffen somit nicht nur medizinische, sondern auch wirtschaftliche und technologische Impulse, die die Gesellschaft insgesamt prägen.

1. Genomforschung

Die Genomforschung hat unser Verständnis von Gesundheit und Krankheit grundlegend verändert. Seit der erfolgreichen Entschlüsselung des menschlichen Genoms im Jahr 2003 haben wissenschaftliche Durchbrüche wie Hochdurchsatz-Sequenzierung und Gen-Editierungstechnologien wie CRISPR-Cas9 neue Möglichkeiten eröffnet, die genetischen Ursachen von Krankheiten zu erforschen und gezielt zu beeinflussen. Diese Fortschritte ermöglichen es nicht nur, genetische Risikofaktoren präzise zu identifizieren, sondern auch personalisierte Therapien zu entwickeln, die auf die individuellen genetischen Profile von Patienten zugeschnitten sind. Die Genomforschung hat das Potenzial, die Medizin von einer reaktiven zu einer präventiven Disziplin zu transformieren und die Behandlung zahlreicher Krankheiten, von seltenen genetischen Störungen bis hin zu Krebs, zu revolutionieren.

Grundlagen der Genomik und deren Bedeutung

Die Genomik ist das Studium der gesamten genetischen Information eines Organismus, die im Genom gespeichert ist. Sie umfasst die Analyse der DNA-Sequenzen, ihrer Struktur, Funktion und Interaktionen. Im Zentrum der Genomik steht das Ziel, ein tiefgreifendes Verständnis der genetischen Grundlagen biologischer Prozesse zu entwickeln und deren Einfluss auf Gesundheit und

Krankheit zu entschlüsseln. Die Entschlüsselung des menschlichen Genoms im Jahr 2003 war ein Meilenstein, der die Tür zu einer neuen Ära der Medizin öffnete, in der genetische Informationen eine Schlüsselrolle spielen.

Die Bedeutung der Genomik in der Medizin zeigt sich vor allem in ihrer Fähigkeit, Krankheiten auf molekularer Ebene zu verstehen. Viele Krankheiten, insbesondere genetisch bedingte und multifaktorielle Erkrankungen wie Krebs, Diabetes und Herz-Kreislauf-Erkrankungen, haben genetische Ursachen oder Risikofaktoren, die durch genomische Analysen identifiziert werden können. Dies ermöglicht nicht nur eine präzisere Diagnostik, sondern auch die Entwicklung maßgeschneiderter, sogenannter personalisierter Therapien. Solche Behandlungen berücksichtigen die individuellen genetischen Eigenschaften eines Patienten und erhöhen damit die Wahrscheinlichkeit eines Therapieerfolgs, während Nebenwirkungen minimiert werden.

Darüber hinaus hat die Genomik die Präventivmedizin revolutioniert. Durch genetische Tests können Risikofaktoren für bestimmte Krankheiten frühzeitig erkannt werden, noch bevor Symptome auftreten. Dies ermöglicht präventive Maßnahmen, die die Entwicklung von Krankheiten verzögern oder verhindern können. Auch in der Pharmakogenomik, einem Teilgebiet der Genomik, zeigt sich ihr Nutzen: Hier wird untersucht, wie genetische Variationen die Reaktion eines Individuums auf Medikamente beeinflussen. Dies führt zu optimierten Behandlungsstrategien, die individuell auf den Patienten zugeschnitten sind.

Ein weiteres bedeutendes Anwendungsfeld ist die Onkologie, wo die Genomik eine zentrale Rolle bei der Identifikation von Tumormarkern und der Entwicklung von zielgerichteten Therapien spielt. Durch die Analyse der genetischen Veränderungen in Tumorzellen können spezifische Medikamente eingesetzt werden, die genau diese Veränderungen angreifen. Dies hat die Behandlung von Krebs revolutioniert und die Überlebensraten bei vielen Tumorarten erheblich verbessert.

Die Genomik hat zudem das Potenzial, seltene genetische Erkrankungen besser zu diagnostizieren und zu behandeln. Viele dieser Erkrankungen blieben in der Vergangenheit unentdeckt, da ihre genetischen Ursachen nicht bekannt waren. Heute ermöglicht die Genomforschung eine präzise Identifikation und die Entwicklung spezifischer Behandlungsansätze, wie etwa Gentherapien, die direkt auf die zugrunde liegende genetische Mutation abzielen.

Das Humangenomprojekt

Das Humangenomprojekt (Human Genome Project, HGP) war eines der bedeutendsten wissenschaftlichen Vorhaben des 20. Jahrhunderts und markiert einen Meilenstein in der Biologie und Medizin. Dieses internationale Forschungsprojekt, das von 1990 bis 2003 lief, hatte das Ziel, die vollständige Sequenz des menschlichen

Genoms zu entschlüsseln und die rund 20.000 bis 25.000 Gene des Menschen zu identifizieren. Es war das erste Projekt, das den genetischen Code des Menschen systematisch kartierte und analysierte, wodurch es eine grundlegende Grundlage für die moderne Genomforschung und die personalisierte Medizin schuf.

Ein zentraler Erfolg des Humangenomprojekts war die Erstellung einer vollständigen Referenzsequenz des menschlichen Genoms. Diese Referenz dient bis heute als Grundlage für genetische Studien und hat unser Verständnis von Krankheiten, die durch genetische Mutationen verursacht werden, revolutioniert. Vor dem Projekt war nur wenig über die Struktur und Organisation des menschlichen Erbguts bekannt. Das Humangenomprojekt hat gezeigt, dass der menschliche Körper aus einer überraschend geringen Anzahl von Genen aufgebaut ist – weit weniger als ursprünglich angenommen – und dass die komplexen Wechselwirkungen zwischen Genen und Umweltfaktoren eine entscheidende Rolle bei der Entwicklung von Krankheiten spielen.

Ein weiterer Durchbruch war die Entwicklung neuer Technologien und Methoden, die während des Projekts vorangetrieben wurden. Hochdurchsatz-Sequenzierungstechnologien, bioinformatische Werkzeuge und Datenbanken, die speziell für die Analyse und Speicherung genetischer Informationen entwickelt wurden, haben die Forschung revolutioniert. Diese Innovationen haben nicht nur die Genomik vorangebracht, sondern auch Anwendungen in anderen biologischen und medizinischen Disziplinen ermöglicht.

Das Humangenomprojekt hatte auch tiefgreifende Auswirkungen auf die Medizin. Es legte den Grundstein für die Entwicklung der personalisierten Medizin, bei der genetische Informationen genutzt werden, um präzisere Diagnosen zu stellen und Therapien individuell anzupassen. Insbesondere in der Onkologie wurde durch die Erkenntnisse des Projekts die Basis für die Identifikation spezifischer genetischer Mutationen geschaffen, die bei verschiedenen Krebsarten eine Rolle spielen. Dies ermöglichte die Entwicklung zielgerichteter Therapien, die heute viele Leben retten.

Darüber hinaus hat das Projekt die Forschung zu genetischen Erkrankungen beschleunigt. Es hat Tausende von genetischen Varianten identifiziert, die mit spezifischen Krankheiten assoziiert sind, und die Möglichkeit eröffnet, genetische Tests zur Vorhersage und Prävention dieser Krankheiten zu entwickeln. Dies war besonders wichtig für seltene genetische Störungen, die oft schwer zu diagnostizieren waren.

Das Humangenomprojekt war jedoch nicht nur ein wissenschaftlicher, sondern auch ein gesellschaftlicher Meilenstein. Es hat weltweit Diskussionen über die ethischen, rechtlichen und sozialen Aspekte der Genomforschung angestoßen. Themen wie der Datenschutz genetischer Informationen, die Möglichkeit der Diskriminierung aufgrund genetischer Merkmale und die Grenzen genetischer Eingriffe wurden intensiv diskutiert und bleiben bis heute relevant.

Gen-Editierungstechnologien

CRISPR-Cas9 ist eine der bedeutendsten wissenschaftlichen Entdeckungen der letzten Jahrzehnte und hat die Gen-Editierung revolutioniert. Ursprünglich aus dem Immunsystem von Bakterien abgeleitet, in dem es zum Schutz vor Viren dient, wurde dieses System von Wissenschaftlern für die gezielte Manipulation des Erbguts von Zellen adaptiert. Es erlaubt präzise Eingriffe in die DNA, indem es gezielt Stellen im Genom anvisiert, schneidet und modifiziert. Die Technologie besteht aus zwei Hauptkomponenten: dem Cas9-Protein, das als „Schere" fungiert, um die DNA zu schneiden, und einer Guide-RNA (gRNA), die das Cas9-Protein zu einer spezifischen DNA-Sequenz lenkt. Nach dem Schnitt aktiviert die Zelle ihre natürlichen Reparaturmechanismen, die entweder zur Inaktivierung eines Gens oder zur gezielten Modifikation führen können. Diese einfache, kosteneffiziente und hochpräzise Methode hat zahlreiche Anwendungen in der Forschung, Medizin und Landwirtschaft ermöglicht.

In der medizinischen Forschung hat CRISPR-Cas9 bahnbrechende Möglichkeiten geschaffen, genetische Erkrankungen zu behandeln. Es erlaubt Wissenschaftlern, Mutationen, die Krankheiten verursachen, direkt zu korrigieren. Erste klinische Studien zeigen vielversprechende Ergebnisse bei der Behandlung von Krankheiten wie Sichelzellanämie und Beta-Thalassämie, bei denen fehlerhafte Gene durch korrekt arbeitende Versionen ersetzt werden können. Auch bei Erbkrankheiten wie Muskeldystrophie oder bestimmten Formen von Blindheit eröffnet CRISPR-Cas9 die Hoffnung auf Heilung, indem es die zugrunde liegenden genetischen Defekte gezielt repariert. In der Krebstherapie wird die Technologie eingesetzt, um Immunzellen genetisch zu modifizieren, sodass sie Tumorzellen effektiver angreifen können. Diese Entwicklungen markieren den Beginn einer Ära, in der Krankheiten auf molekularer Ebene behandelt werden können, indem direkt in die genetischen Ursachen eingegriffen wird.

Darüber hinaus hat CRISPR-Cas9 die Grundlagenforschung revolutioniert. Es ermöglicht Wissenschaftlern, Gene präzise zu deaktivieren oder zu verändern, um ihre Funktion zu untersuchen. Dies hat das Verständnis grundlegender biologischer Prozesse vertieft und zahlreiche Krankheitsmechanismen aufgeklärt, die bisher wenig verstanden waren. Die Technologie wird auch genutzt, um genetische Modelle für Krankheiten wie Alzheimer, Diabetes oder Krebs zu erstellen, die als Grundlage für die Entwicklung neuer Therapien dienen.

Auch in der Landwirtschaft hat CRISPR-Cas9 enorme Fortschritte ermöglicht. Nutzpflanzen können gezielt so verändert werden, dass sie widerstandsfähiger gegen Krankheiten, Schädlinge oder Umwelteinflüsse sind. So können ertragreichere und robustere Sorten entwickelt werden, die zur Sicherung der globalen

Lebensmittelversorgung beitragen. Ebenso wird die Technologie genutzt, um Tiere mit verbesserten Eigenschaften zu züchten, wie Schweine, die resistent gegen bestimmte Viren sind, oder Kühe, die unter extremen klimatischen Bedingungen gedeihen können.

Trotz der Vielseitigkeit und des Potenzials von CRISPR-Cas9 gibt es technische, ethische und regulatorische Herausforderungen. Ein Problem sind sogenannte Off-Target-Effekte, bei denen die Technologie unbeabsichtigt auch andere Stellen im Genom schneidet. Solche Fehler könnten schwerwiegende Folgen haben, insbesondere bei klinischen Anwendungen. Die langfristigen Auswirkungen von genetischen Eingriffen, insbesondere bei Keimbahnzellen, die an nachfolgende Generationen weitergegeben werden, sind noch weitgehend unerforscht. Dies wirft auch ethische Fragen auf, wie die Möglichkeit, menschliche Embryonen genetisch zu verändern, um bestimmte Merkmale zu erzeugen – ein Szenario, das oft als „Designer-Babys" bezeichnet wird. Solche Eingriffe könnten gesellschaftliche Ungleichheiten verstärken oder Missbrauch ermöglichen, wenn die Technologie nicht streng reguliert wird.

Ein weiteres Thema ist der Zugang zu CRISPR-Cas9-Technologien. Obwohl die Methode selbst relativ kostengünstig ist, sind die Entwicklung und Anwendung genetischer Therapien teuer, was die Gefahr birgt, dass nur wohlhabende Gesellschaften oder Individuen von den Fortschritten profitieren. Die internationale Wissenschaftsgemeinschaft steht vor der Herausforderung,

Standards und Richtlinien zu entwickeln, die sowohl die Sicherheit der Anwendungen gewährleisten als auch ethische Fragen adressieren.

Trotz dieser Herausforderungen bleibt CRISPR-Cas9 eine transformative Technologie mit dem Potenzial, einige der drängendsten Probleme der Menschheit anzugehen. Von der Heilung genetischer Krankheiten über die Verbesserung der globalen Nahrungsmittelproduktion bis hin zur Aufklärung grundlegender biologischer Fragen – die Möglichkeiten scheinen nahezu unbegrenzt. Die kontinuierliche Forschung wird nicht nur die Präzision und Sicherheit der Methode verbessern, sondern auch neue Anwendungsfelder erschließen. Mit einem verantwortungsvollen Einsatz und der Entwicklung geeigneter ethischer und regulatorischer Rahmenbedingungen könnte CRISPR-Cas9 eine der einflussreichsten Technologien des 21. Jahrhunderts werden und die Art und Weise, wie wir Krankheiten behandeln und unsere Umwelt gestalten, grundlegend verändern.

Hochdurchsatz-Sequenzierung (Next-Generation Sequencing).

Die Hochdurchsatz-Sequenzierung, auch bekannt als Next-Generation Sequencing (NGS), hat die Art und Weise revolutioniert, wie genetische Informationen entschlüsselt und analysiert werden. Diese Technologie erlaubt es, große Mengen an DNA- oder RNA-Sequenzen schnell, präzise und kosteneffizient zu bestimmen. Im Vergleich zu traditionellen Sequenzierungsmethoden, wie der Sanger-Sequenzierung, ist NGS um ein Vielfaches schneller und flexibler, was es ermöglicht, komplette Genome, Exome oder Transkriptome innerhalb weniger Tage zu sequenzieren. Die Einführung von NGS in den frühen 2000er-Jahren markierte einen bedeutenden Meilenstein, der die moderne Genomforschung, Diagnostik und personalisierte Medizin maßgeblich geprägt hat.

NGS basiert auf parallelen Sequenzierungsverfahren, bei denen Millionen von DNA-Fragmenten gleichzeitig sequenziert werden. Die Technologie umfasst mehrere Schritte: Zunächst wird die DNA in kleine Fragmente zerschnitten, die anschließend mit spezifischen Adaptern versehen und vervielfältigt werden. Danach erfolgt die Sequenzierung, bei der jeder DNA-Baustein (Adenin, Guanin, Cytosin und Thymin) nacheinander abgelesen wird, häufig durch fluoreszenzbasierte Methoden. Hochentwickelte Bioinformatik-Systeme analysieren und rekonstruieren die Daten, um die gesamte Sequenz zu entschlüsseln.

Einer der größten Fortschritte durch NGS ist die drastische Senkung der Kosten und des Zeitaufwands für die Genomsequenzierung. Während die Sequenzierung eines menschlichen Genoms im Rahmen des Humangenomprojekts über ein Jahrzehnt und etwa 3 Milliarden US-Dollar kostete, können heute komplette Genome in wenigen Tagen für weniger als 1.000 US-Dollar sequenziert werden. Diese Entwicklung hat die

Genomforschung für eine Vielzahl von Anwendungen zugänglich gemacht.

In der medizinischen Diagnostik hat NGS bedeutende Fortschritte ermöglicht. Es wird heute routinemäßig zur Analyse von Krebsgenomen eingesetzt, um Mutationen zu identifizieren, die spezifisch auf bestimmte Therapien ansprechen. Es spielt auch eine zentrale Rolle bei der Diagnose seltener genetischer Erkrankungen, bei denen NGS die Erkennung von Mutationen ermöglicht, die mit traditionellen Methoden oft übersehen wurden. Darüber hinaus hat NGS die Entdeckung und Charakterisierung von Mikroorganismen revolutioniert, was die Identifikation neuer Krankheitserreger und die Überwachung von Ausbrüchen erleichtert, wie es während der COVID-19-Pandemie eindrucksvoll gezeigt wurde.

Die Anwendung von NGS in der Forschung hat unser Verständnis biologischer Prozesse erheblich erweitert. Mit RNA-Sequenzierung können Wissenschaftler die Genexpression in Zellen oder Geweben analysieren, was wichtige Einblicke in Krankheitsmechanismen bietet. Epigenetische Analysen, wie die Untersuchung von DNA-Methylierungsmustern, sind ebenfalls durch NGS möglich geworden und tragen dazu bei, die Regulation von Genen unter verschiedenen Bedingungen zu verstehen. In der Onkologie hat NGS zur Entdeckung von Biomarkern beigetragen, die die Krebsfrüherkennung und die Prognose verbessern.

Auch in der personalisierten Medizin ist NGS ein Schlüsselwerkzeug. Es ermöglicht die Entwicklung maßgeschneiderter Therapien, die auf den genetischen Eigenschaften eines Patienten basieren. Beispielsweise können Pharmakogenomik-Tests, die mit NGS durchgeführt werden, Vorhersagen über die Wirksamkeit und Nebenwirkungen bestimmter Medikamente treffen, was eine präzisere und sicherere Behandlung ermöglicht. Ebenso bietet die Technik potenzielle Lösungen für die Präventivmedizin, indem sie individuelle genetische Risikofaktoren für Krankheiten identifiziert.

Neben der Medizin hat NGS auch in anderen Bereichen wie der Landwirtschaft, Umweltwissenschaften und Forensik enorme Fortschritte gebracht. In der Agrarwissenschaft wird es genutzt, um genetische Marker für die Züchtung ertragreicherer und widerstandsfähigerer Pflanzen zu identifizieren. In den Umweltwissenschaften hilft NGS, die Biodiversität von Mikroorganismen in verschiedenen Ökosystemen zu untersuchen. In der Forensik ermöglicht die Technologie die Analyse von minimalen DNA-Spuren, um Fälle präziser zu lösen.

Insgesamt hat NGS die Landschaft der Genomik und der Biowissenschaften grundlegend verändert. Es hat nicht nur unser Verständnis von genetischen und molekularen Prozessen vertieft, sondern auch praktische Anwendungen in der Medizin und darüber hinaus ermöglicht. Mit der kontinuierlichen Weiterentwicklung der Technologie und der Bioinformatik wird erwartet, dass NGS eine immer wichtigere Rolle bei der Lösung komplexer biologischer und medizinischer Fragestellungen spielen wird. Die Kombination von Schnelligkeit,

Präzision und Vielseitigkeit macht NGS zu einem unverzichtbaren Werkzeug in der modernen Wissenschaft und Medizin.

Klinische Anwendungen

Die Genomforschung hat die Medizin revolutioniert und eine Vielzahl klinischer Anwendungen hervorgebracht, die Diagnostik, Therapie und Prävention erheblich verbessern. Durch das Verständnis der genetischen Grundlagen von Krankheiten und die Identifikation spezifischer genetischer Marker können Ärzte und Wissenschaftler personalisierte Ansätze entwickeln, die präziser und effektiver sind als je zuvor. Die genomischen Technologien, wie Hochdurchsatz-Sequenzierung und Gen-Editierung, haben in zahlreichen medizinischen Bereichen Einzug gehalten.

Eine der bedeutendsten klinischen Anwendungen der Genomforschung ist die **Diagnose seltener genetischer Erkrankungen**. Viele dieser Krankheiten, die früher schwer oder gar nicht diagnostizierbar waren, können heute durch die Analyse des gesamten Genoms oder Exoms präzise identifiziert werden. Dies ermöglicht nicht nur eine genaue Diagnose, sondern auch eine gezielte Behandlung und genetische Beratung für die betroffenen Familien. Die Exomsequenzierung hat bereits dazu beigetragen, die Ursache von Krankheiten wie Muskeldystrophie oder bestimmten Formen der Epilepsie zu klären.

In der **Krebsmedizin** hat die Genomforschung tiefgreifende Veränderungen bewirkt. Die Analyse von Tumorgenomen ermöglicht es, genetische Mutationen zu identifizieren, die spezifisch für einen Tumor sind. Diese Informationen sind entscheidend für die Entwicklung und den Einsatz zielgerichteter Therapien, die nur die Krebszellen angreifen, während gesundes Gewebe geschont wird. Beispiele hierfür sind Medikamente wie HER2-Inhibitoren bei Brustkrebs oder EGFR-Inhibitoren bei Lungenkrebs. Darüber hinaus spielt die Genomik eine Schlüsselrolle bei der Erkennung von Biomarkern, die Vorhersagen über den Krankheitsverlauf und die Wirksamkeit bestimmter Behandlungen ermöglichen.

Die **Präventivmedizin** profitiert ebenfalls von der Genomforschung. Genetische Tests können individuelle Krankheitsrisiken aufdecken, noch bevor Symptome auftreten. Beispielsweise können Frauen mit BRCA1- oder BRCA2-Mutationen ein erhöhtes Risiko für Brust- und Eierstockkrebs haben. Diese Erkenntnisse ermöglichen präventive Maßnahmen wie verstärktes Screening oder prophylaktische Eingriffe. Ähnliche Ansätze gibt es für andere Krankheiten wie Herz-Kreislauf-Erkrankungen, bei denen genetische Risikofaktoren wie Varianten im LDLR-Gen frühzeitig erkannt werden können.

Ein weiteres wichtiges Anwendungsfeld ist die **Pharmakogenomik**, die untersucht, wie genetische Unterschiede die Reaktion eines Individuums auf Medikamente beeinflussen. Diese Informationen helfen, die richtige Medikation und Dosierung für jeden Patienten auszuwählen und so Nebenwirkungen zu minimieren und die Wirksamkeit zu maximieren. Ein Beispiel ist die Dosierung des Blutverdünners Warfarin, die durch genetische Variationen in den Genen CYP2C9 und VKORC1 beeinflusst wird. Durch pharmakogenomische Tests kann die Dosis individuell angepasst werden, um Komplikationen zu vermeiden.

Die Genomforschung hat auch die Entwicklung innovativer **Gentherapien** ermöglicht. Diese Therapien zielen darauf ab, defekte Gene zu reparieren oder zu ersetzen, die Krankheiten verursachen. Erste klinische Erfolge zeigen sich bei genetischen Erkrankungen wie Sichelzellanämie und Beta-Thalassämie, bei denen die zugrunde liegenden genetischen Defekte korrigiert werden. In der Augenheilkunde hat die Gentherapie Luxturna bereits bewiesen, dass genetische Sehstörungen behandelbar sind.

In der **Infektiologie** wird die Genomforschung genutzt, um Krankheitserreger schneller zu identifizieren und deren genetische Eigenschaften zu analysieren. Dies ist besonders relevant bei der Entwicklung von Impfstoffen und antiviralen Therapien. Während der COVID-19-Pandemie spielte die Genomforschung eine Schlüsselrolle bei der Sequenzierung des SARS-CoV-2-Genoms und der Entwicklung mRNA-basierter Impfstoffe.

Auch die **Transplantationsmedizin** hat von der Genomforschung profitiert. Genetische Tests ermöglichen eine genauere Bestimmung der Gewebeverträglichkeit zwischen Spendern und Empfängern, wodurch die

Erfolgsrate von Organtransplantationen gesteigert wird. Zudem wird untersucht, wie genetische Faktoren die Immunreaktion beeinflussen, um Abstoßungsreaktionen besser zu kontrollieren.

Die Genomforschung hat zudem bedeutende Fortschritte in der **psychischen Gesundheit** ermöglicht. Studien zur genetischen Architektur von Störungen wie Depression, Schizophrenie und Autismus haben dazu beigetragen, komplexe genetische Risikofaktoren zu identifizieren. Diese Erkenntnisse könnten in Zukunft zu neuen diagnostischen Tools und individuell zugeschnittenen Behandlungen führen.

In der **Schwangerschafts- und Pränataldiagnostik** hat die Genomforschung ebenfalls bahnbrechende Fortschritte gebracht. Nicht-invasive pränatale Tests (NIPT), die auf der Analyse von zellfreier fetaler DNA im mütterlichen Blut basieren, ermöglichen die frühzeitige Erkennung genetischer Anomalien wie Trisomie 21, ohne invasive Verfahren wie Amniozentese durchführen zu müssen.

Diagnostik und Therapie genetischer Erkrankungen

Die Diagnostik und Therapie genetischer Erkrankungen haben durch Fortschritte in der Genomforschung eine tiefgreifende Transformation erfahren. Genetische Erkrankungen, die durch Mutationen in einzelnen oder mehreren Genen verursacht werden, stellen oft komplexe diagnostische und therapeutische

Herausforderungen dar. Dank moderner genomischer Technologien wie der Hochdurchsatz-Sequenzierung (Next-Generation Sequencing, NGS) und der Gen-Editierung können diese Erkrankungen heute präziser diagnostiziert und gezielt behandelt werden.

In der **Diagnostik** genetischer Erkrankungen hat die Genomforschung einen Paradigmenwechsel eingeleitet. Traditionelle diagnostische Methoden, wie molekulargenetische Einzeltests, waren oft zeitaufwändig und konnten nur spezifische Mutationen erkennen. Mit NGS ist es nun möglich, das gesamte Genom (WGS, Whole Genome Sequencing) oder Exom (WES, Whole Exome Sequencing) eines Patienten in kurzer Zeit und zu vertretbaren Kosten zu analysieren. Dies ermöglicht eine umfassende Untersuchung der genetischen Ursachen von Krankheiten, selbst bei Patienten mit unspezifischen oder komplexen Symptomen. Die Exomsequenzierung wird häufig eingesetzt, um seltene genetische Erkrankungen zu identifizieren, bei denen eine Vielzahl potenzieller Gene betroffen sein könnte. Ein Beispiel ist die Muskeldystrophie, bei der Mutationen in mehreren verschiedenen Genen die Ursache sein können. Durch die Genomanalyse können auch neue genetische Varianten entdeckt werden, die zuvor unbekannte Krankheitsmechanismen offenbaren.

Die Diagnostik genetischer Erkrankungen wird durch präzise genetische Tests ergänzt, die auf spezifische Mutationen abzielen. Beispielsweise können Träger genetischer Mutationen wie BRCA1 oder BRCA2, die das

Risiko für Brust- und Eierstockkrebs erhöhen, durch gezielte Tests identifiziert werden. Solche Diagnosen sind nicht nur für den Patienten, sondern auch für Familienmitglieder von Bedeutung, die ein erhöhtes Risiko für dieselben Mutationen tragen könnten.

In der **Therapie** genetischer Erkrankungen hat die Genomforschung ebenfalls bahnbrechende Fortschritte ermöglicht. Gentherapien sind eine der vielversprechendsten Entwicklungen in diesem Bereich. Sie zielen darauf ab, fehlerhafte Gene direkt zu korrigieren oder zu ersetzen. Ein Beispiel ist die Gentherapie bei schweren erblichen Netzhauterkrankungen wie der Leberschen Kongenitalen Amaurose, bei der das defekte RPE65-Gen durch ein funktionsfähiges Gen ersetzt wird. Luxturna, eine zugelassene Gentherapie, hat gezeigt, dass solche Ansätze die Sehkraft von Patienten wiederherstellen können.

Ein weiteres Beispiel ist die Behandlung von Sichelzellanämie und Beta-Thalassämie, bei denen fehlerhafte Hämoglobin-Gene die Ursache sind. Durch die Verwendung von Gen-Editierungstechnologien wie CRISPR-Cas9 können die fehlerhaften Gene präzise korrigiert werden, was das Potenzial hat, diese Erkrankungen dauerhaft zu heilen. Erste klinische Studien mit CRISPR-basierter Gentherapie zeigen vielversprechende Ergebnisse und könnten künftig einen Standard in der Behandlung genetischer Erkrankungen darstellen.

Neben der Gentherapie hat die Genomforschung auch die Entwicklung spezifischer Medikamente vorangetrieben, die auf genetische Mechanismen abzielen. Ein Beispiel ist die Entwicklung von Medikamenten für Mukoviszidose, die die Funktion des mutierten CFTR-Gens verbessern. Diese Medikamente, wie Ivacaftor, adressieren die molekularen Ursachen der Erkrankung und haben die Lebensqualität und Lebenserwartung der Patienten erheblich verbessert.

Die pränatale Diagnostik genetischer Erkrankungen hat durch die Genomforschung ebenfalls bedeutende Fortschritte gemacht. Nicht-invasive pränatale Tests (NIPT) analysieren zellfreie fetale DNA im mütterlichen Blut und ermöglichen die frühzeitige Erkennung genetischer Anomalien wie Trisomie 21, ohne das Risiko invasiver Verfahren. Dies hat die Sicherheit und Genauigkeit pränataler Diagnosen erheblich erhöht und eröffnet Eltern und Ärzten mehr Handlungsspielraum.

Trotz der beeindruckenden Fortschritte gibt es Herausforderungen. Eine davon ist die Interpretation genetischer Daten, insbesondere bei Varianten unbekannter klinischer Signifikanz. Nicht alle genetischen Mutationen führen zwangsläufig zu Krankheiten, und die klinische Bedeutung vieler genetischer Varianten bleibt unklar. Dies erfordert die Integration genomischer Daten mit anderen diagnostischen Informationen, um fundierte Entscheidungen zu treffen. Darüber hinaus stellt die ethische Dimension der genetischen Diagnostik und Therapie eine Herausforderung dar. Der Umgang mit genetischen Informationen erfordert strenge Datenschutzrichtlinien, und die Möglichkeit der Manipulation von Keimbahnzellen wirft gesellschaftliche und ethische Fragen auf.

Die Diagnostik und Therapie genetischer Erkrankungen haben durch die Genomforschung eine neue Ära eingeleitet. Die Fähigkeit, genetische Ursachen präzise zu identifizieren und gezielt zu behandeln, bietet Hoffnung für Patienten, die früher nur symptomatisch behandelt werden konnten. Mit der fortschreitenden Entwicklung genomischer Technologien und Gentherapien ist das Potenzial groß, eine Vielzahl genetischer Erkrankungen besser zu verstehen und effektiv zu behandeln, was die Gesundheitsversorgung und Lebensqualität von Millionen von Menschen weltweit nachhaltig verbessern wird.

Entwicklung personalisierter Medizin

Die personalisierte Medizin, auch Präzisionsmedizin genannt, hat durch Fortschritte in der Genomforschung und die Nutzung genetischer Profile eine transformative Entwicklung erfahren. Ziel der personalisierten Medizin ist es, Diagnosen, Präventionsstrategien und Therapien auf die individuellen genetischen, molekularen und klinischen Merkmale jedes einzelnen Patienten zuzuschneiden. Im Gegensatz zu herkömmlichen Ansätzen, die standardisierte Behandlungen für alle Patienten vorsehen, nutzt die personalisierte Medizin detaillierte genetische Informationen, um die bestmögliche Therapie für jeden Einzelnen zu entwickeln. Dies erhöht die Wirksamkeit der Behandlung, minimiert Nebenwirkungen und eröffnet neue Möglichkeiten in der Prävention und Heilung komplexer Erkrankungen.

Die Grundlage der personalisierten Medizin ist die Analyse individueller genetischer Profile, die durch Technologien wie Hochdurchsatz-Sequenzierung (Next-Generation Sequencing, NGS) und bioinformatische Auswertungen möglich geworden ist. Diese Verfahren erlauben es, genetische Variationen zu identifizieren, die für die Krankheitsentstehung oder die Reaktion auf Medikamente verantwortlich sind. Zum Beispiel können Mutationen in bestimmten Genen, wie BRCA1 und BRCA2, das Risiko für Brust- und Eierstockkrebs deutlich erhöhen. Mit diesem Wissen können präventive Maßnahmen wie engmaschige Kontrollen oder prophylaktische Operationen individuell geplant werden.

In der Krebstherapie hat die personalisierte Medizin bemerkenswerte Fortschritte erzielt. Tumor-DNA-Analysen können spezifische genetische Mutationen identifizieren, die das Tumorwachstum antreiben. Diese Erkenntnisse ermöglichen den Einsatz zielgerichteter Therapien, die gezielt gegen diese Mutationen wirken, wie etwa EGFR-Inhibitoren bei Lungenkrebs oder HER2-Inhibitoren bei Brustkrebs. Solche Therapien sind oft effektiver und schonender als herkömmliche Chemotherapien, da sie das Tumorgewebe präzise angreifen und gesundes Gewebe weitgehend verschonen. Die Analyse der Tumor-DNA hat auch die Entwicklung sogenannter Flüssigbiopsien ermöglicht, bei denen genetische Informationen aus zirkulierender Tumor-DNA im Blut gewonnen werden. Diese nicht-invasive Methode bietet eine schnelle und sichere Möglichkeit, den Krankheitsverlauf zu überwachen und die Therapie anzupassen.

Ein weiteres zentrales Anwendungsfeld der personalisierten Medizin ist die Pharmakogenomik. Diese untersucht, wie genetische Variationen die Reaktion eines Individuums auf Medikamente beeinflussen. Manche Patienten metabolisieren Medikamente aufgrund genetischer Unterschiede schneller oder langsamer, was die Wirksamkeit oder das Risiko von Nebenwirkungen beeinflusst. Zum Beispiel beeinflussen Varianten im CYP2C19-Gen die Wirksamkeit von Clopidogrel, einem Blutverdünner, der häufig nach Herzinfarkten verschrieben wird. Genetische Tests ermöglichen es, alternative Medikamente oder Dosierungen zu wählen, die besser auf die individuellen Bedürfnisse des Patienten abgestimmt sind. Solche Ansätze verbessern nicht nur die Sicherheit und Effektivität der Behandlung, sondern tragen auch dazu bei, Kosten im Gesundheitswesen zu senken, indem ineffektive Therapien vermieden werden.

Die personalisierte Medizin hat auch in der Behandlung genetischer Erkrankungen, wie Mukoviszidose oder Sichelzellanämie, Fortschritte gemacht. Die Identifikation spezifischer genetischer Defekte hat zur Entwicklung gezielter Therapien geführt, die auf molekularer Ebene wirken. Ein Beispiel ist Ivacaftor, ein Medikament, das die Funktion des mutierten CFTR-Proteins bei Mukoviszidose-Patienten mit bestimmten Mutationen verbessert. Diese Therapieansätze verdeutlichen, wie genetische Profile genutzt werden können, um Behandlungen für spezifische Patientengruppen zu entwickeln.

Darüber hinaus eröffnet die personalisierte Medizin neue Möglichkeiten in der Präventivmedizin. Genetische Tests können genutzt werden, um das Risiko für chronische Erkrankungen wie Diabetes, Herz-Kreislauf-Erkrankungen oder neurodegenerative Krankheiten wie Alzheimer frühzeitig zu erkennen. Dieses Wissen ermöglicht es, präventive Maßnahmen wie Lebensstiländerungen oder regelmäßige Vorsorgeuntersuchungen individuell anzupassen, um das Krankheitsrisiko zu senken oder den Ausbruch zu verzögern.

Die Entwicklungen in der personalisierten Medizin werfen jedoch auch Herausforderungen auf. Die Interpretation genetischer Daten erfordert spezialisierte Fachkenntnisse und bioinformatische Analysen, die mit hohen Kosten verbunden sind. Zudem sind nicht alle genetischen Variationen vollständig verstanden, was zu Unsicherheiten bei der klinischen Anwendung führen kann. Ethische Fragen, wie der Umgang mit sensiblen genetischen Informationen und die potenzielle Diskriminierung aufgrund genetischer Merkmale, erfordern eine sorgfältige Regulierung und klare Datenschutzrichtlinien. Auch der Zugang zu personalisierter Medizin ist ein Thema, da hochentwickelte genetische Tests und Therapien oft nur in spezialisierten Zentren verfügbar und für viele Patienten finanziell unerschwinglich sind.

Die personalisierte Medizin hat jedoch das Potenzial, die Gesundheitsversorgung grundlegend zu verändern. Durch die Kombination von genomischen Informationen mit anderen Datenquellen, wie Lebensstil- und Umweltfaktoren, können noch präzisere Behandlungsstrategien entwickelt werden. Fortschritte in der künstlichen Intelligenz und Big-Data-Analyse werden die Integration und Interpretation dieser Daten weiter verbessern, was die personalisierte Medizin zugänglicher und effektiver machen könnte.

Genetische Modifikationen

Die gesellschaftliche Debatte über genetische Modifikationen ist eine der komplexesten und vielschichtigsten Diskussionen unserer Zeit. Sie umfasst ethische, soziale, rechtliche und wissenschaftliche Fragen, die sich aus den enormen Möglichkeiten ergeben, die Technologien wie CRISPR-Cas9 und andere Gen-Editierungswerkzeuge bieten. Diese Debatte wird durch die rasante Entwicklung in der Genomforschung befeuert, die genetische Modifikationen zunehmend zugänglich und potenziell breit einsetzbar macht. Die zentralen Themen dieser Diskussion betreffen die Chancen und Risiken der Genbearbeitung, insbesondere bei Menschen, die Auswirkungen auf die Gesellschaft und die Frage, wie die Grenzen dieser Technologie definiert werden sollten.

Ein zentrales Thema der Debatte ist der Unterschied zwischen somatischen und Keimbahnmodifikationen. Somatische Modifikationen betreffen nur die behandelte

Person und haben sich bereits in klinischen Studien als potenziell sicher und wirksam erwiesen, beispielsweise bei der Gentherapie zur Behandlung von Krankheiten wie Sichelzellanämie. Keimbahnmodifikationen hingegen verändern die DNA in Eizellen, Spermien oder Embryonen, sodass diese Veränderungen an zukünftige Generationen weitergegeben werden. Während somatische Eingriffe weitgehend akzeptiert sind, stoßen Keimbahnmodifikationen auf erhebliche ethische Bedenken. Kritiker argumentieren, dass solche Eingriffe irreversibel sind und unbeabsichtigte Konsequenzen haben könnten, die erst Generationen später sichtbar werden.

Ein weiterer Aspekt ist die Möglichkeit der Schaffung sogenannter "Designer-Babys". Gen-Editierung könnte theoretisch verwendet werden, um bestimmte gewünschte Eigenschaften wie Intelligenz, körperliche Fitness oder sogar ästhetische Merkmale zu fördern. Solche Anwendungen werfen grundlegende Fragen über die Akzeptanz von genetischer Optimierung und die Auswirkungen auf die soziale Gerechtigkeit auf. Kritiker warnen vor einer "genetischen Kluft", bei der nur wohlhabende Teile der Gesellschaft Zugang zu solchen Technologien haben und dadurch soziale Ungleichheiten weiter verstärkt werden könnten.

Die Frage der Sicherheit spielt ebenfalls eine zentrale Rolle. Obwohl Technologien wie CRISPR-Cas9 präziser geworden sind, gibt es immer noch das Risiko von Off-Target-Effekten, bei denen unbeabsichtigte genetische Veränderungen auftreten. Diese könnten schwerwiegende gesundheitliche Folgen haben, insbesondere wenn sie Keimbahnzellen betreffen. Solche Risiken machen deutlich, dass strenge Sicherheits- und Regulierungsmaßnahmen erforderlich sind, bevor genetische Modifikationen breit angewendet werden können.

Neben den technischen und ethischen Fragen wirft die genetische Modifikation auch soziale und kulturelle Bedenken auf. In vielen Kulturen und religiösen Traditionen gibt es tief verwurzelte Vorstellungen über die Unantastbarkeit des menschlichen Lebens und die Rolle des Menschen in der Natur. Für einige Kritiker stellt die Genbearbeitung eine Überschreitung moralischer und natürlicher Grenzen dar, die als Eingriff in die Schöpfung oder das göttliche Werk angesehen wird. Diese Perspektive führt zu einer breiten Ablehnung der Technologie, selbst wenn sie potenziell lebensrettend sein könnte.

Ein weiteres wichtiges Thema ist der Umgang mit genetischen Informationen und deren potenzielle Nutzung. Die genetische Modifikation erfordert eine genaue Kenntnis der DNA-Sequenzen, was die Frage nach Datenschutz und dem Missbrauch solcher Daten aufwirft. Es besteht die Sorge, dass genetische Informationen für diskriminierende Praktiken, etwa im Bereich der Versicherung oder Beschäftigung, genutzt werden könnten. Solche Szenarien verstärken die Forderung nach klaren rechtlichen Rahmenbedingungen und internationalen Abkommen, die den verantwortungsvollen Einsatz der Technologie gewährleisten.

Die globale Dimension der Debatte ist ebenfalls von Bedeutung. Während einige Länder wie die USA, China oder Großbritannien genetische Modifikationen unter bestimmten Bedingungen erforschen und anwenden, haben andere strenge Verbote verhängt. Dieser Mangel an internationaler Übereinstimmung könnte zu einem "genetischen Wettrüsten" führen, bei dem Länder gegeneinander antreten, um die Fortschritte in der Genbearbeitung zu dominieren. Dies wirft Fragen nach globaler Gerechtigkeit und Zusammenarbeit auf.

Die positiven Potenziale der genetischen Modifikation dürfen in der Debatte jedoch nicht außer Acht gelassen werden. Genetische Eingriffe könnten Millionen von Menschen helfen, indem sie genetisch bedingte Krankheiten heilen oder verhindern. Außerdem könnte die Technologie in der Landwirtschaft eingesetzt werden, um widerstandsfähigere Pflanzen zu schaffen und die globale Nahrungsmittelversorgung zu sichern. Diese Chancen erfordern jedoch eine sorgfältige Abwägung der Risiken und ethischen Implikationen.

2. Künstliche Intelligenz

Die Integration künstlicher Intelligenz (KI) in die Medizin hat in den letzten Jahren tiefgreifende Fortschritte ermöglicht, die Diagnostik, Therapie und Forschung revolutionieren. KI-Technologien analysieren große Datenmengen schnell und präzise, identifizieren Muster und unterstützen Ärzte bei der Entscheidungsfindung. Anwendungen wie Bildanalyse in der Radiologie, personalisierte Behandlungspläne in der Onkologie und KI-gestützte prädiktive Modelle in der Präventivmedizin haben die Effizienz und Genauigkeit medizinischer Verfahren erheblich verbessert. Durch die Kombination von Big Data, maschinellem Lernen und klinischen Informationen eröffnet KI neue Wege, um Krankheiten früher zu erkennen, individueller zu behandeln und die Gesundheitsversorgung insgesamt zugänglicher und effektiver zu gestalten.

Einführung in KI in der Medizin

Künstliche Intelligenz (KI) hat sich in den letzten Jahren zu einer der einflussreichsten Technologien in der Medizin entwickelt und verspricht, die Art und Weise, wie Diagnosen gestellt, Behandlungen durchgeführt und Gesundheitsdaten analysiert werden, grundlegend zu verändern. KI bezeichnet den Einsatz von Algorithmen und maschinellem Lernen, die auf Basis großer Datenmengen Muster erkennen, Vorhersagen treffen und

Entscheidungen unterstützen können. In der Medizin reicht das Anwendungsspektrum von der Analyse medizinischer Bildgebung und der Entwicklung personalisierter Therapien bis hin zur Optimierung klinischer Abläufe und der Entdeckung neuer Medikamente.

Die Bedeutung von KI in der Medizin ergibt sich aus der enormen Komplexität und Datenfülle des modernen Gesundheitswesens. Ärzte und Forscher stehen zunehmend vor der Herausforderung, große Mengen an Patienteninformationen, genetischen Daten, Bildgebungsergebnissen und klinischen Studien zu analysieren und zu interpretieren. KI bietet hier eine Lösung, indem sie diese Daten effizient verarbeitet und Muster erkennt, die für den Menschen kaum erkennbar sind. Dies ermöglicht nicht nur schnellere und präzisere Diagnosen, sondern auch die Identifikation individueller Krankheitsrisiken und optimaler Behandlungsstrategien.

Ein wesentlicher Vorteil von KI in der Medizin ist ihre Fähigkeit, aus Erfahrungen zu lernen und sich kontinuierlich zu verbessern. Algorithmen können durch Training mit Daten aus der klinischen Praxis zunehmend genauer werden und so zur Entwicklung intelligenter Systeme beitragen, die Ärzte unterstützen, nicht ersetzen. Dies macht KI zu einem Werkzeug, das das Wissen und die Fähigkeiten von Fachkräften erweitert und gleichzeitig die Qualität und Zugänglichkeit der Gesundheitsversorgung verbessert. Die Einführung von KI in die Medizin steht jedoch auch vor Herausforderungen, darunter ethische Fragen, Datenschutz und die Integration dieser Technologien in bestehende Systeme. Dennoch gilt KI als einer der vielversprechendsten Ansätze, um die Medizin effizienter, präziser und patientenzentrierter zu gestalten.

Relevanz von KI im Gesundheitswesen

Die Relevanz von KI-Technologien im Gesundheitswesen ist in den letzten Jahren rasant gestiegen und spiegelt sich in ihrer Fähigkeit wider, die Effizienz, Präzision und Zugänglichkeit der medizinischen Versorgung grundlegend zu verbessern. KI bietet Lösungen für einige der größten Herausforderungen im Gesundheitswesen, wie die Verarbeitung großer Datenmengen, die Präzisierung von Diagnosen und die Personalisierung von Therapien. Durch maschinelles Lernen und Datenanalysen können Muster in komplexen medizinischen Daten erkannt werden, die für den Menschen schwer zu identifizieren sind, wodurch schneller fundierte Entscheidungen getroffen werden können.

Ein zentraler Bereich, in dem KI besonders relevant ist, liegt in der Diagnostik. KI-gestützte Systeme, wie in der Radiologie oder Pathologie, analysieren medizinische Bilder mit hoher Präzision und können Anomalien wie Tumore, Lungenentzündungen oder Herz-Kreislauf-Erkrankungen früher und genauer erkennen. Dies führt zu besseren Behandlungsentscheidungen und oft zu einer höheren Überlebensrate der Patienten. In der Onkologie beispielsweise helfen KI-Modelle dabei, genetische Profile von Tumoren zu analysieren und gezielte

Therapieoptionen vorzuschlagen, die auf den individuellen genetischen Eigenschaften eines Patienten basieren.

Auch in der präventiven Medizin ist KI von großer Bedeutung. Mit prädiktiven Modellen können individuelle Krankheitsrisiken frühzeitig erkannt und Präventionsmaßnahmen vorgeschlagen werden. Beispiele sind KI-Systeme, die Herzinfarkte oder Diabetesrisiken vorhersagen, indem sie Lifestyle-Daten, genetische Informationen und medizinische Vorgeschichten kombinieren.

Darüber hinaus spielt KI eine zentrale Rolle bei der Entwicklung neuer Medikamente. Die Analyse großer Datensätze aus der Genomforschung, klinischen Studien und pharmakologischen Datenbanken beschleunigt die Identifikation potenzieller Wirkstoffe und senkt die Kosten für die Medikamentenentwicklung erheblich. Dies wurde während der COVID-19-Pandemie besonders deutlich, als KI-Technologien genutzt wurden, um potenzielle antivirale Wirkstoffe und Impfstoffdesigns schneller zu entwickeln.

KI verbessert zudem die organisatorische Effizienz im Gesundheitswesen. Intelligente Systeme optimieren Abläufe in Krankenhäusern, beispielsweise durch Vorhersagen über Patientenströme oder die Automatisierung administrativer Aufgaben. Dies entlastet medizinisches Personal, sodass sie mehr Zeit für die direkte Patientenversorgung haben.

Aktuelle Anwendungen

Künstliche Intelligenz (KI) wird im Gesundheitswesen zunehmend eingesetzt und hat bereits eine breite Palette an Anwendungen gefunden, die Diagnostik, Therapie, Prävention und das Management von Gesundheitsdaten revolutionieren. Ein zentrales Einsatzfeld ist die medizinische Bildgebung. KI-Algorithmen analysieren Röntgenbilder, CT-Scans und MRT-Aufnahmen mit hoher Präzision und unterstützen Ärzte bei der Erkennung von Anomalien wie Tumoren, Lungenentzündungen oder Herz-Kreislauf-Erkrankungen. Diese Technologien bieten nicht nur eine schnellere Auswertung, sondern auch eine höhere Sensitivität und Spezifität, insbesondere bei subtilen Befunden, die vom menschlichen Auge schwer zu erkennen sind.

Ein weiteres bedeutendes Anwendungsgebiet ist die personalisierte Medizin. KI wird verwendet, um genetische Daten und andere patientenspezifische Informationen zu analysieren und darauf basierend personalisierte Behandlungspläne zu erstellen. In der Onkologie etwa helfen KI-Modelle, genetische Mutationen in Tumoren zu identifizieren, die mit spezifischen Therapien ansprechbar sind. Dies ermöglicht eine zielgerichtete Behandlung, die nicht nur die Effektivität steigert, sondern auch Nebenwirkungen reduziert. Ebenso wird KI in der Pharmakogenomik eingesetzt, um vorherzusagen, wie Patienten auf bestimmte Medikamente reagieren werden, was die Sicherheit und Wirksamkeit von Therapien erhöht.

In der präventiven Medizin nutzt KI prädiktive Modelle, die Krankheitsrisiken vorhersagen können. Durch die Analyse von elektronischen Gesundheitsakten, genetischen Informationen und Lifestyle-Daten identifiziert KI individuelle Risikofaktoren für chronische Erkrankungen wie Diabetes, Herz-Kreislauf-Erkrankungen oder neurodegenerative Krankheiten. Dies ermöglicht frühzeitige Interventionen, wie Änderungen im Lebensstil oder präventive medizinische Maßnahmen, die den Krankheitsausbruch verhindern oder verzögern können.

Auch in der Medikamentenentwicklung spielt KI eine transformative Rolle. KI-Algorithmen analysieren große Datenmengen aus der Genomik, klinischen Studien und chemischen Bibliotheken, um potenzielle Wirkstoffe schneller zu identifizieren und zu optimieren. Während der COVID-19-Pandemie wurde diese Technologie genutzt, um antivirale Medikamente und Impfstoffdesigns effizienter zu entwickeln. KI hat den Prozess der Wirkstoffsuche erheblich beschleunigt, die Kosten gesenkt und die Erfolgsaussichten verbessert.

Im Bereich der Robotik und chirurgischen Unterstützung wird KI ebenfalls genutzt. Intelligente chirurgische Systeme wie der Da-Vinci-Roboter verwenden KI, um Chirurgen bei minimal-invasiven Eingriffen zu unterstützen, indem sie Bewegungen präzisieren und Risiken minimieren. Diese Technologien tragen dazu bei, die Erholungszeit der Patienten zu verkürzen und die Erfolgsraten chirurgischer Eingriffe zu erhöhen.

Ein weiterer relevanter Einsatzbereich von KI ist die Verwaltung und Analyse großer Mengen medizinischer Daten. Elektronische Gesundheitsakten werden durch KI optimiert, indem Daten automatisch klassifiziert, Fehler reduziert und Informationen für klinische Entscheidungen bereitgestellt werden. Intelligente Systeme helfen dabei, Patientendaten aus verschiedenen Quellen zu integrieren, wodurch ein umfassender Überblick über den Gesundheitszustand eines Patienten ermöglicht wird.

In der Infektionskontrolle wird KI verwendet, um Krankheitsausbrüche vorherzusagen und zu überwachen. Durch die Analyse von epidemiologischen Daten und Reisedaten konnte KI beispielsweise während der COVID-19-Pandemie helfen, die Ausbreitung des Virus zu modellieren und Hotspots frühzeitig zu identifizieren. Dies hat Regierungen und Gesundheitssysteme unterstützt, präventive Maßnahmen effektiver zu planen.

Auch in der psychischen Gesundheit findet KI Anwendung. Chatbots und virtuelle Assistenten, die auf KI basieren, bieten Unterstützung bei der Therapie von Depressionen, Angststörungen und anderen psychischen Erkrankungen. Diese Systeme können Symptome erkennen, individuelle Hilfestellungen geben und Patienten an Therapeuten weiterleiten, wenn nötig. KI-gestützte Apps werden auch verwendet, um Verhaltensdaten zu analysieren und personalisierte Empfehlungen zur Verbesserung der psychischen Gesundheit zu geben.

Insgesamt ermöglicht KI im Gesundheitswesen präzisere Diagnosen, individuellere Therapien, effektivere

Präventionsstrategien und effizientere Arbeitsabläufe. Sie hat das Potenzial, die Qualität der Patientenversorgung zu steigern und gleichzeitig die Gesundheitskosten zu senken. Trotz dieser Fortschritte bleiben Herausforderungen wie die Gewährleistung von Datenschutz, die Vermeidung algorithmischer Verzerrungen und die ethische Nutzung der Technologie bestehen. Mit fortschreitender Entwicklung und Integration wird KI jedoch eine noch zentralere Rolle in der Zukunft des Gesundheitswesens spielen.

KI in der medizinischen Bildgebung

Die Nutzung von Künstlicher Intelligenz (KI) in der medizinischen Bildgebung hat in den letzten Jahren erhebliche Fortschritte erzielt und revolutioniert Bereiche wie Radiologie und Pathologie. KI-Technologien, insbesondere maschinelles Lernen und Deep Learning, analysieren große Mengen komplexer Bilddaten mit einer Genauigkeit und Geschwindigkeit, die herkömmliche Methoden übertreffen. Diese Anwendungen ermöglichen eine präzisere Diagnostik, verbessern die Effizienz der Arbeitsabläufe und unterstützen Ärzte bei der Entscheidungsfindung.

In der Radiologie wird KI häufig zur Analyse von Röntgen-, CT- und MRT-Bildern eingesetzt. Algorithmen können Anomalien wie Tumore, Frakturen, Blutungen oder Lungenentzündungen zuverlässig identifizieren. Besonders in der Onkologie hat KI gezeigt, dass sie kleine, schwer erkennbare Tumore in frühen Stadien aufspüren kann, was die Überlebenschancen der Patienten erheblich erhöht. Ein Beispiel ist der Einsatz von KI bei der Detektion von Lungenkrebs auf CT-Scans, bei dem Algorithmen verdächtige Knoten präzise lokalisieren und das Risiko einer Fehlinterpretation reduzieren können.

In der Pathologie wird KI genutzt, um digitale Gewebeproben (digitale Pathologie) zu analysieren. Deep-Learning-Modelle erkennen zelluläre Muster und morphologische Veränderungen, die auf Krankheiten wie Krebs hinweisen, oft schneller und genauer als menschliche Pathologen. KI-Systeme können spezifische genetische und molekulare Marker in Gewebeproben identifizieren, die für die Wahl der Therapie entscheidend sind. Diese Technologien beschleunigen nicht nur die Diagnostik, sondern unterstützen auch die Personalisierung von Behandlungen.

Ein besonderer Vorteil von KI in der medizinischen Bildgebung ist ihre Fähigkeit, große Bilddatenbanken zu analysieren und aus Millionen von Fällen zu lernen. Dadurch können Algorithmen kontinuierlich optimiert werden, um ihre Genauigkeit und Zuverlässigkeit zu verbessern. KI-gestützte Tools wie CAD-Systeme (Computer-Aided Detection) werden zunehmend in der klinischen Praxis eingesetzt, um Radiologen bei der Befundung zu unterstützen, insbesondere bei der Mammographie zur Früherkennung von Brustkrebs oder bei der Analyse von CT-Scans zur Bewertung von COVID-19-bedingten Lungenschäden.

Neben der Verbesserung der diagnostischen Präzision optimiert KI auch die Effizienz in der Radiologie und Pathologie. Automatisierte Systeme reduzieren die Zeit, die für die Bildanalyse benötigt wird, und entlasten Ärzte von routinemäßigen Aufgaben, sodass sie sich auf komplexere Fälle und patientennahe Tätigkeiten konzentrieren können. Gleichzeitig kann KI als Qualitätssicherung dienen, indem sie eine Zweitmeinung zu Befunden bietet und menschliche Fehler minimiert.

Trotz dieser Fortschritte gibt es Herausforderungen bei der Integration von KI in die medizinische Bildgebung. Eine der größten ist die Gewährleistung der Datensicherheit und des Datenschutzes, da KI-Systeme auf großen Mengen sensibler Patientendaten trainiert werden müssen. Zudem ist die Validierung der Algorithmen in der klinischen Praxis essenziell, um sicherzustellen, dass sie robust und zuverlässig funktionieren. Ein weiterer wichtiger Aspekt ist die Akzeptanz durch das medizinische Personal, da Ärzte oft Bedenken haben, KI-Systemen vollständig zu vertrauen, insbesondere bei kritischen Entscheidungen.

KI-gestützte Therapieplanung

Die KI-gestützte Entscheidungsfindung und Therapieplanung hat das Potenzial, die medizinische Versorgung grundlegend zu verändern, indem sie präzisere Diagnosen und individuellere Behandlungsansätze ermöglicht. KI-Systeme nutzen komplexe Algorithmen und maschinelles Lernen, um große Mengen medizinischer Daten –

einschließlich Patientengeschichte, genetischer Profile, Bildgebung und klinischer Studien – zu analysieren und daraus Empfehlungen abzuleiten. Diese Technologien unterstützen Ärzte bei der Wahl optimaler Therapien und tragen dazu bei, Behandlungsentscheidungen schneller, fundierter und personalisierter zu treffen.

Ein zentrales Anwendungsgebiet ist die Onkologie, wo KI-Modelle zur Analyse genetischer und molekularer Daten von Tumoren eingesetzt werden. Diese Analysen identifizieren spezifische Mutationen oder Biomarker, die auf bestimmte Therapien ansprechen, wie zielgerichtete Medikamente oder Immuntherapien. Durch die Integration von Daten aus klinischen Studien können KI-Systeme auch Vorschläge für experimentelle Therapien oder die Teilnahme an Studien machen, die für den jeweiligen Patienten relevant sein könnten. Dies erhöht nicht nur die Effektivität der Behandlung, sondern eröffnet Patienten mit komplexen oder seltenen Krebsarten neue Optionen.

In der Pharmakogenomik wird KI verwendet, um vorherzusagen, wie ein Patient auf bestimmte Medikamente reagieren wird. Dies ist besonders relevant bei der Wahl der Dosierung oder des Medikaments, um Nebenwirkungen zu minimieren und die Wirksamkeit zu maximieren. Beispielsweise können KI-Systeme bei Patienten mit genetischen Varianten, die ihre Fähigkeit zur Medikamentenverstoffwechselung beeinflussen, alternative Medikamente vorschlagen oder die Dosierung individuell anpassen. Diese personalisierten Ansätze tragen dazu bei, das Risiko von Therapieversagen oder unerwünschten Wirkungen zu reduzieren.

Ein weiteres Beispiel ist die KI-gestützte Therapieplanung bei chronischen Krankheiten wie Diabetes oder Herz-Kreislauf-Erkrankungen. Hier können Algorithmen Patientendaten wie Blutdruck, Blutzuckerspiegel, Lebensstil und frühere Behandlungen analysieren, um maßgeschneiderte Behandlungspläne zu erstellen. Diese Pläne können sowohl pharmakologische als auch nichtpharmakologische Interventionen umfassen, wie Ernährungsumstellungen oder Bewegungstherapien, die speziell auf die individuellen Bedürfnisse des Patienten abgestimmt sind.

Auch in der Intensivmedizin spielt KI eine wachsende Rolle. Algorithmen analysieren kontinuierlich Vitaldaten von Patienten und erkennen frühzeitig Veränderungen, die auf eine Verschlechterung des Zustands hinweisen könnten. Diese Frühwarnsysteme können Vorschläge für Interventionen machen, beispielsweise die Anpassung von Medikamentendosierungen, Beatmungsparametern oder Flüssigkeitszufuhr, um Komplikationen zu verhindern.

Ein Bereich, in dem KI-gestützte Entscheidungsfindung ebenfalls große Fortschritte zeigt, ist die Rehabilitation. Hier können KI-Systeme Therapieverläufe überwachen und anhand von Fortschrittsdaten individuell optimierte Rehabilitationspläne vorschlagen. Diese dynamische Anpassung ermöglicht eine effizientere Genesung und eine höhere Lebensqualität für Patienten.

Verbesserte Diagnostik und Effizienzsteigerung

Die Integration von KI in die Medizin hat die Diagnostik grundlegend verbessert und die Effizienz klinischer Prozesse erheblich gesteigert. KI-Algorithmen, insbesondere solche basierend auf maschinellem Lernen und Deep Learning, sind in der Lage, große Mengen an medizinischen Daten, wie Bildgebung, genetische Informationen und Patientenakten, mit einer Geschwindigkeit und Präzision zu analysieren, die weit über die menschlichen Fähigkeiten hinausgeht. Diese Fähigkeiten machen KI zu einem unverzichtbaren Werkzeug in der modernen Medizin.

In der Diagnostik ermöglicht KI eine präzisere Erkennung von Krankheiten, oft schon in sehr frühen Stadien. In der Radiologie können KI-gestützte Systeme beispielsweise CT-Scans, MRTs und Röntgenbilder analysieren und Anomalien wie Tumore, Frakturen oder entzündliche Veränderungen identifizieren, häufig mit einer Genauigkeit, die der von menschlichen Experten entspricht oder diese sogar übertrifft. Besonders bei schwer erkennbaren Befunden, wie frühen Tumoren oder subtilen Lungenanomalien, hat KI gezeigt, dass sie durch ihre Fähigkeit, feine Muster zu erkennen, eine höhere Sensitivität und Spezifität bietet. Dies führt zu früheren Diagnosen und ermöglicht eine rechtzeitige Behandlung, die die Prognose für die Patienten erheblich verbessern kann.

Auch in der Pathologie spielt KI eine transformative Rolle. Durch die Analyse digitalisierter Gewebeproben kann KI zelluläre Veränderungen identifizieren, die auf Krankheiten wie Krebs hindeuten. Algorithmen können dabei nicht nur Tumorgewebe erkennen, sondern auch die molekulare Signatur eines Tumors analysieren, was für die Auswahl zielgerichteter Therapien entscheidend ist. Diese Technologien sparen Zeit und reduzieren das Risiko diagnostischer Fehler, indem sie standardisierte und reproduzierbare Ergebnisse liefern.

Neben der verbesserten Diagnostik trägt KI erheblich zur Effizienzsteigerung in klinischen Abläufen bei. Routineaufgaben wie die Analyse von Bilddaten, das Screening von Patientenakten oder die Codierung medizinischer Informationen können automatisiert werden, wodurch Ärzte und medizinisches Personal entlastet werden. Dies schafft mehr Zeit für die direkte Patientenversorgung und reduziert die Belastung durch administrative Aufgaben. Ein Beispiel ist die Automatisierung von Screening-Programmen, etwa in der Mammographie, wo KI-Systeme verdächtige Befunde priorisieren und so die Arbeitsbelastung der Radiologen verringern.

KI kann auch als Qualitätssicherungswerkzeug fungieren, indem sie menschliche Diagnosen überprüft und potenzielle Fehler oder verpasste Befunde hervorhebt. Diese Funktion ist besonders in stark ausgelasteten Kliniken oder in Regionen mit begrenztem Zugang zu spezialisierten Ärzten von großem Wert. Gleichzeitig kann KI die Konsistenz und Genauigkeit diagnostischer

Prozesse erhöhen, was wiederum die Zuverlässigkeit der medizinischen Versorgung verbessert.

Ein weiterer Bereich, in dem KI die Effizienz steigert, ist die Optimierung klinischer Abläufe. Vorhersagemodelle können den Patientenfluss in Krankenhäusern analysieren und vorhersagen, welche Ressourcen in den kommenden Tagen oder Wochen benötigt werden. Diese Informationen helfen, die Nutzung von Betten, Personal und medizinischen Geräten zu optimieren und Engpässe zu vermeiden. Ebenso können KI-Systeme helfen, die Medikamentenbestellung oder die Terminplanung effizienter zu gestalten.

Bias und Interpretierbarkeit von KI-Modellen

Die Herausforderungen im Hinblick auf Bias (Verzerrungen) und die Interpretierbarkeit von KI-Modellen stellen zentrale Hindernisse für die Integration von KI-Technologien in die Medizin dar. Diese beiden Aspekte sind eng miteinander verbunden und betreffen sowohl die technische Entwicklung als auch die ethischen und klinischen Implikationen des Einsatzes von KI in der Gesundheitsversorgung.

Bias in KI-Modellen entsteht, wenn die Algorithmen aufgrund unzureichender oder verzerrter Trainingsdaten fehlerhafte oder unfaire Ergebnisse liefern. In der Medizin kann dies schwerwiegende Konsequenzen haben, da Entscheidungen über Diagnosen, Therapieempfehlungen oder Ressourcenzuweisungen direkt die

Gesundheit und das Wohl von Patienten beeinflussen. Beispielsweise kann ein KI-System, das auf Daten trainiert wurde, die überwiegend von einer bestimmten Bevölkerungsgruppe stammen, bei Patienten anderer Ethnien oder Geschlechter ungenaue oder benachteiligende Ergebnisse liefern. Ein bekanntes Beispiel ist die Unterrepräsentation von Frauen oder ethnischen Minderheiten in klinischen Studien, die zu einer geringeren Genauigkeit von Modellen in diesen Gruppen führen kann. Dies verstärkt bestehende Ungleichheiten im Gesundheitswesen und gefährdet die Gerechtigkeit und Zuverlässigkeit der Versorgung.

Ein weiterer Faktor für Bias ist die Qualität der Trainingsdaten. Medizinische Daten können fehlerhaft, unvollständig oder durch systematische Vorurteile beeinflusst sein, die sich dann auf die Ergebnisse der KI übertragen. Beispielsweise können in elektronischen Gesundheitsakten enthaltene Verzerrungen, etwa durch ungleichmäßige Diagnosestellungen oder Behandlungsentscheidungen in der Vergangenheit, die Leistung eines KI-Systems negativ beeinflussen. Diese Verzerrungen können ungewollt perpetuiert oder sogar verstärkt werden, wenn sie nicht frühzeitig erkannt und adressiert werden.

Die Interpretierbarkeit von KI-Modellen ist eine weitere große Herausforderung, insbesondere in der Medizin, wo Entscheidungen über Leben und Tod getroffen werden. Viele moderne KI-Algorithmen, insbesondere Deep-Learning-Modelle, sind oft als "Black Boxes" konzipiert, bei denen die internen Entscheidungsprozesse schwer nachvollziehbar sind. Diese fehlende Transparenz kann das Vertrauen der medizinischen Fachkräfte in die KI-Systeme beeinträchtigen und ihre Akzeptanz behindern. Ärzte und Patienten müssen verstehen können, wie und warum ein KI-System zu einer bestimmten Diagnose oder Empfehlung kommt, um informierte Entscheidungen zu treffen. Ohne diese Nachvollziehbarkeit bleibt die Verantwortung für medizinische Entscheidungen unklar, was ethische und rechtliche Fragen aufwirft.

Die mangelnde Interpretierbarkeit hat auch praktische Konsequenzen. Wenn ein KI-Modell beispielsweise eine Fehldiagnose stellt oder eine inkorrekte Therapieempfehlung abgibt, ist es schwierig, den Ursprung des Fehlers zu identifizieren und zu beheben. Dies erschwert nicht nur die Verbesserung der Modelle, sondern kann auch dazu führen, dass sie weniger effektiv und vertrauenswürdig sind.

Die Bewältigung dieser Herausforderungen erfordert einen multidisziplinären Ansatz. Zur Reduzierung von Bias müssen repräsentative und qualitativ hochwertige Daten verwendet werden, die die Vielfalt der Patientengruppen widerspiegeln. Dies erfordert Investitionen in die Datenerhebung und die Förderung inklusiver klinischer Studien. Darüber hinaus können technische Ansätze wie Bias-Korrekturalgorithmen oder adversariales Training eingesetzt werden, um Verzerrungen in den Daten zu erkennen und zu reduzieren.

Für die Verbesserung der Interpretierbarkeit sind Ansätze wie Explainable AI (XAI) vielversprechend, die darauf abzielen, die Entscheidungsprozesse von Modellen verständlich und transparent zu machen. Visualisierungen, Feature-Analysen und regelbasierte Algorithmen können dazu beitragen, die Logik hinter den Empfehlungen eines KI-Systems besser zu erklären. Gleichzeitig müssen regulatorische Rahmenbedingungen geschaffen werden, die Transparenz und Rechenschaftspflicht fördern.

Verantwortung

Die Verantwortung für KI-gestützte Entscheidungen im medizinischen Kontext wirft eine Vielzahl ethischer, rechtlicher und praktischer Fragen auf, die in einem hochsensiblen Bereich wie der Gesundheitsversorgung besondere Aufmerksamkeit erfordern. Da KI zunehmend in diagnostischen und therapeutischen Prozessen eingesetzt wird, müssen klare Verantwortlichkeiten definiert werden, um das Vertrauen in diese Technologien zu sichern und sicherzustellen, dass sie zum Wohle der Patienten eingesetzt werden. Ethische Aspekte und Datenschutz spielen dabei eine zentrale Rolle.

Die Integration von KI in die medizinische Praxis führt zu einer Verschiebung der Verantwortlichkeiten, insbesondere in Bezug auf die Entscheidungsfindung. Während Ärzte traditionell für Diagnosen und Behandlungsentscheidungen verantwortlich sind, können KI-Systeme durch ihre Fähigkeit, komplexe Daten zu analysieren und Empfehlungen zu geben, diese Prozesse erheblich beeinflussen. Dennoch bleibt die Frage offen, wer letztendlich die Verantwortung trägt, wenn ein KI-System eine Fehldiagnose stellt oder eine unpassende Therapie empfiehlt. Ist es der Entwickler der KI, der Betreiber der Technologie, das medizinische Personal oder die Einrichtung, die die KI einsetzt?

Die gängige ethische Praxis sieht vor, dass Ärzte weiterhin die endgültige Entscheidungsgewalt behalten und die Empfehlungen der KI kritisch überprüfen. Dies setzt jedoch voraus, dass sie die Funktionsweise der KI verstehen und deren Ergebnisse interpretieren können, was bei hochkomplexen Modellen wie Deep Learning nicht immer gegeben ist. Hier entsteht eine ethische Verantwortung, KI-Systeme so zu gestalten, dass sie erklärbar (Explainable AI, XAI) und für das medizinische Personal nachvollziehbar sind. Andernfalls droht eine sogenannte "Automatisierungsfalle", bei der Ärzte sich blind auf die KI verlassen, ohne deren Empfehlungen kritisch zu hinterfragen.

Ethisch betrachtet sollte der Einsatz von KI stets patientenzentriert erfolgen. Dies bedeutet, dass der Nutzen für die Patienten an erster Stelle stehen muss, ohne dass ihre Würde, Rechte oder Sicherheit gefährdet werden. Ein zentraler Aspekt ist die Fairness. KI-Systeme dürfen keine systematischen Verzerrungen (Bias) enthalten, die bestimmte Bevölkerungsgruppen benachteiligen. Dies erfordert repräsentative Trainingsdaten und Mechanismen zur Erkennung und Korrektur von Bias.

Ein weiteres ethisches Thema ist die Transparenz. Patienten und medizinisches Personal haben ein Recht darauf zu wissen, wie KI-Systeme zu ihren Entscheidungen kommen. Die fehlende Interpretierbarkeit vieler KI-Modelle stellt hierbei eine Herausforderung dar, da Patienten möglicherweise nicht nachvollziehen können, warum eine bestimmte Diagnose gestellt oder eine Therapie vorgeschlagen wurde. Dies könnte zu einem Verlust des Vertrauens in die Technologie führen.

Die informierte Zustimmung (Informed Consent) spielt ebenfalls eine wichtige Rolle. Patienten müssen darüber informiert werden, dass KI in ihrem diagnostischen oder therapeutischen Prozess eingesetzt wird, und sie sollten die Möglichkeit haben, sich für oder gegen deren Nutzung zu entscheiden. Dies erfordert klare Kommunikation und eine verständliche Darstellung der Funktion und der potenziellen Grenzen der KI.

Der Datenschutz ist ein weiterer sensibler Aspekt im medizinischen Kontext, da KI-Systeme auf großen Mengen personenbezogener und oft hochsensibler Daten trainiert werden. Die Verarbeitung dieser Daten muss strengen Datenschutzgesetzen wie der Datenschutz-Grundverordnung (DSGVO) in der EU entsprechen. Patienten müssen darüber informiert werden, wie ihre Daten gesammelt, gespeichert und genutzt werden, und ihre Zustimmung muss eingeholt werden.

3. Immuntherapie

Die Immuntherapie hat sich in der modernen Medizin als revolutionärer Ansatz etabliert, der das körpereigene Immunsystem nutzt, um Krankheiten, insbesondere Krebs, zu bekämpfen. Durch gezielte Strategien wie Checkpoint-Inhibitoren, CAR-T-Zelltherapien und monoklonale Antikörper wird das Immunsystem aktiviert oder moduliert, um Tumorzellen effektiver zu erkennen und zu zerstören. Diese Fortschritte haben die Behandlungsmöglichkeiten erheblich erweitert und eröffnen neue Perspektiven für die Therapie von Krebs, Autoimmunerkrankungen und chronischen Infektionen.

Wissenschaftliche Grundlagen

Die modernen Immuntherapien basieren auf der gezielten Modulation des Immunsystems, um Krankheiten wie Krebs, Autoimmunerkrankungen und chronische Infektionen effektiver zu behandeln. Die wissenschaftlichen Grundlagen liegen in einem tiefen Verständnis der Funktionsweise des Immunsystems, insbesondere der Mechanismen, mit denen es zwischen körpereigenen Zellen und Pathogenen oder abnormen Zellen wie Tumoren unterscheidet. Kernprinzip ist die Fähigkeit des Immunsystems, spezifische Antigene zu erkennen und darauf zu reagieren, wobei T-Zellen und B-Zellen eine zentrale Rolle spielen.

Ein Schlüsselkonzept der Immuntherapie ist die Überwindung von Immun-Checkpoint-Mechanismen. Diese Checkpoints, wie CTLA-4 und PD-1/PD-L1, regulieren die Aktivität von T-Zellen und verhindern übermäßige Immunreaktionen. Tumorzellen nutzen diese Mechanismen oft, um der Immunerkennung zu entgehen. Checkpoint-Inhibitoren, wie monoklonale Antikörper gegen PD-1 oder CTLA-4, blockieren diese Signalwege und reaktivieren die Immunantwort gegen den Tumor.

Ein weiteres Fundament der Immuntherapie ist die Entwicklung von CAR-T-Zelltherapien, bei denen T-Zellen eines Patienten genetisch so modifiziert werden, dass sie spezifische Tumorantigene erkennen und gezielt angreifen. Diese personalisierten Zelltherapien haben insbesondere bei hämatologischen Krebserkrankungen bemerkenswerte Erfolge gezeigt.

Die Verwendung von monoklonalen Antikörpern, die spezifisch auf Tumorantigene abzielen oder das Immunsystem stimulieren, bildet eine weitere Säule der Immuntherapie. Diese Antikörper binden selektiv an Krebszellen und markieren sie für die Zerstörung durch das Immunsystem.

Die wissenschaftlichen Fortschritte in der Immuntherapie beruhen auf einer Kombination von Erkenntnissen aus der Immunologie, Molekularbiologie und Genetik. Diese Disziplinen haben dazu beigetragen, die Wechselwirkungen zwischen Immunzellen, Tumoren und der Mikroumgebung besser zu verstehen und darauf basierende therapeutische Ansätze zu entwickeln, die die Medizin grundlegend verändern.

Funktionsweise der Immuntherapie

Die Immuntherapie nutzt das körpereigene Immunsystem, um Krankheiten wie Krebs, Infektionen oder Autoimmunerkrankungen zu bekämpfen, indem sie dessen natürliche Abwehrmechanismen aktiviert, verstärkt oder gezielt moduliert. Ihre Funktionsweise basiert auf der Fähigkeit des Immunsystems, zwischen körpereigenen und fremden oder abnormen Zellen zu unterscheiden und diese gezielt zu bekämpfen.

Ein zentraler Mechanismus ist die Aktivierung oder Modulation von T-Zellen, einer entscheidenden Komponente der adaptiven Immunität. T-Zellen erkennen über spezifische Rezeptoren Antigene, die auf der Oberfläche von Zielzellen präsentiert werden. Tumorzellen oder infizierte Zellen können jedoch Mechanismen entwickeln, um der Immunerkennung zu entgehen, indem sie immunregulierende Moleküle wie PD-L1 exprimieren, die die Aktivität von T-Zellen hemmen. Checkpoint-Inhibitoren, eine Form der Immuntherapie, blockieren solche inhibitorischen Signale (z. B. durch Antikörper gegen PD-1 oder CTLA-4) und reaktivieren die T-Zell-Antwort gegen den Tumor.

Ein anderer Ansatz, die CAR-T-Zelltherapie, beinhaltet die genetische Modifikation von T-Zellen, sodass diese gezielt spezifische Tumorantigene erkennen und zerstören können. Diese personalisierte Therapie wird insbesondere bei hämatologischen Krebsarten wie Leukämie eingesetzt.

Monoklonale Antikörper sind eine weitere wichtige Strategie der Immuntherapie. Sie binden gezielt an Antigene auf der Oberfläche von Tumorzellen, markieren sie für die Zerstörung durch Immunzellen oder blockieren Signalwege, die das Tumorwachstum fördern. Einige Antikörper können auch immunstimulierende Effekte haben, indem sie Immunzellen aktivieren.

Zusätzlich nutzen andere Immuntherapien Substanzen wie Zytokine (z. B. Interleukin-2 oder Interferone), die das Wachstum und die Aktivität von Immunzellen fördern. Auch Impfstoffe, die das Immunsystem auf Tumor- oder Virusantigene vorbereiten, gehören zur Immuntherapie.

Insgesamt arbeitet die Immuntherapie durch die gezielte Verstärkung, Umleitung oder Reaktivierung der natürlichen Immunantwort, um krankhafte Zellen zu bekämpfen, die sich zuvor der Immunüberwachung entzogen haben. Die Kombination dieser Ansätze eröffnet neue Möglichkeiten für die Behandlung schwerer Erkrankungen und hat das therapeutische Spektrum der modernen Medizin erheblich erweitert.

Anwendungen in der Onkologie

Checkpoint-Inhibitoren, wie PD-1/PD-L1-Inhibitoren, sind eine innovative Form der Immuntherapie, die das

Immunsystem reaktivieren, um Tumorzellen effektiver zu bekämpfen. Sie zielen auf sogenannte Immun-Checkpoints ab, die als natürliche Bremsen des Immunsystems fungieren, um überschießende Immunreaktionen und Autoimmunerkrankungen zu verhindern. Tumorzellen nutzen jedoch diese Mechanismen, um der Immunüberwachung zu entgehen, und hemmen die Aktivität von T-Zellen, die normalerweise Tumorzellen angreifen würden.

Der PD-1/PD-L1-Weg spielt eine zentrale Rolle in diesem Prozess. **PD-1 (Programmed Death-1)** ist ein Rezeptor auf der Oberfläche von T-Zellen, der aktiviert wird, wenn er an seinen Liganden **PD-L1 (Programmed Death-Ligand 1)** oder PD-L2 bindet, die auf Tumorzellen oder anderen Immunzellen exprimiert werden können. Die Aktivierung dieses Signalwegs führt zur Hemmung der T-Zell-Aktivität und damit zur Dämpfung der Immunantwort. Tumorzellen, die PD-L1 in hoher Konzentration exprimieren, nutzen diesen Mechanismus, um T-Zellen „auszuschalten" und einer Zerstörung durch das Immunsystem zu entgehen.

Checkpoint-Inhibitoren sind monoklonale Antikörper, die entweder PD-1 oder PD-L1 blockieren und damit den hemmenden Signalweg unterbrechen. Durch diese Blockade bleibt die T-Zelle aktiv und kann die Tumorzellen angreifen. Dieser Effekt reaktiviert die Immunantwort und ermöglicht es dem Immunsystem, Tumorzellen, die sich zuvor der Immunerkennung entzogen haben, zu eliminieren.

Die klinische Wirksamkeit von PD-1/PD-L1-Inhibitoren hat dazu geführt, dass sie in der Behandlung verschiedener Krebsarten eingesetzt werden, darunter Melanom, nicht-kleinzelliges Lungenkarzinom (NSCLC), Blasenkarzinom und Nierenzellkarzinom. Beispiele für zugelassene PD-1-Inhibitoren sind **Nivolumab** und **Pembrolizumab**, während **Atezolizumab** und **Durvalumab** bekannte PD-L1-Inhibitoren sind.

Checkpoint-Inhibitoren, insbesondere PD-1- und PD-L1-Inhibitoren, sind bahnbrechende Immuntherapien, die darauf abzielen, das körpereigene Immunsystem zu reaktivieren, um Tumorzellen zu bekämpfen. Sie blockieren sogenannte Immun-Checkpoints, die Tumorzellen nutzen, um der Immunüberwachung zu entgehen. Diese Checkpoints regulieren normalerweise die Aktivität von T-Zellen und verhindern überschießende Immunreaktionen, werden aber von Tumorzellen ausgenutzt, um eine Immunantwort zu unterdrücken.

PD-1 (Programmed Death-1) ist ein Rezeptor, der auf aktivierten T-Zellen exprimiert wird. Wenn er an seinen Liganden PD-L1 (Programmed Death-Ligand 1) bindet, der auf Tumorzellen oder immunregulatorischen Zellen im Tumormikromilieu vorkommen kann, wird die Aktivität der T-Zellen gehemmt. Diese Interaktion schützt die Tumorzellen vor der Zerstörung durch das Immunsystem.

Checkpoint-Inhibitoren wie PD-1-Inhibitoren (**Pembrolizumab**, **Nivolumab**) oder PD-L1-Inhibitoren (**Atezolizumab**, **Durvalumab**) unterbrechen diesen Signalweg, indem sie entweder den PD-1-Rezeptor auf T-Zellen oder den PD-L1-Liganden auf Tumorzellen blockieren. Durch die Blockade bleibt die T-Zell-Aktivität erhalten, und die Immunantwort gegen Tumorzellen wird reaktiviert. Die T-Zellen können nun Tumorzellen erkennen und zerstören.

Diese Wirkweise hat die Behandlung von Krebs revolutioniert, insbesondere bei Tumoren wie Melanom, nichtkleinzelligem Lungenkrebs (NSCLC), Nierenzellkarzinom und Blasenkrebs. Die Wirksamkeit hängt oft von der Expression von PD-L1 auf Tumorzellen ab, was als Biomarker für die Therapieentscheidung verwendet werden kann.

Die CAR-T-Zelltherapie (Chimeric Antigen Receptor T-Cell Therapy) ist eine hochinnovative Form der Immuntherapie, die genetisch modifizierte T-Zellen nutzt, um gezielt gegen Krebszellen vorzugehen. Dieser Ansatz hat in den letzten Jahren bemerkenswerte klinische Erfolge erzielt, insbesondere bei hämatologischen Krebserkrankungen wie akuter lymphatischer Leukämie (ALL) und bestimmten Formen des B-Zell-Lymphoms.

Die Therapie basiert darauf, T-Zellen des Patienten genetisch so zu verändern, dass sie mit einem chimären Antigenrezeptor (CAR) ausgestattet werden. Dieser Rezeptor kombiniert die Antigenbindungsfähigkeit eines Antikörpers mit der Aktivierungsfähigkeit von T-Zellen. Der CAR wird so konstruiert, dass er spezifische Antigene auf der Oberfläche von Tumorzellen erkennt, z. B. CD19, ein Marker, der bei B-Zell-Malignomen häufig exprimiert wird. Die modifizierten T-Zellen werden dem Patienten infundiert, wo sie die Tumorzellen gezielt angreifen und zerstören.

Die klinischen Erfolge der CAR-T-Zelltherapie sind beeindruckend. Bei der Behandlung von ALL bei Kindern und jungen Erwachsenen, die auf herkömmliche Therapien nicht ansprechen, haben CAR-T-Zellen Remissionsraten von bis zu 80 % gezeigt. Ähnlich bemerkenswerte Ergebnisse wurden bei Patienten mit rezidivierten oder refraktären B-Zell-Lymphomen erzielt. Produkte wie **Tisagenlecleucel** (Kymriah) und **Axicabtagen-Ciloleucel** (Yescarta) sind bereits zugelassen und haben sich als hochwirksam erwiesen, selbst bei Patienten mit begrenzten Behandlungsoptionen.

Trotz dieser Erfolge gibt es Herausforderungen. Die Herstellung der CAR-T-Zellen ist komplex, zeitaufwändig und teuer, da sie für jeden Patienten individuell angepasst werden muss. Zudem sind Nebenwirkungen wie das Zytokinfreisetzungssyndrom (CRS) und neurologische Toxizitäten häufig, wenn auch meist behandelbar. Diese Komplikationen erfordern eine enge Überwachung und spezifische Interventionen.

Die CAR-T-Zelltherapie hat die Behandlung von hämatologischen Krebserkrankungen revolutioniert und inspiriert weitere Forschungen, um ihre Anwendung auf solide Tumoren auszudehnen. Trotz bestehender Herausforderungen zeigt sie das Potenzial, die Immuntherapie in eine neue Ära zu führen, in der personalisierte und gezielte Ansätze die Behandlungsergebnisse erheblich verbessern können.

Einsatz bei Autoimmunerkrankungen

Der Einsatz von Immuntherapie bei Autoimmunerkrankungen hat in den letzten Jahren erheblich an Bedeutung gewonnen, da diese Ansätze gezielt in die fehlregulierten Mechanismen des Immunsystems eingreifen können. Autoimmunerkrankungen wie Rheumatoide Arthritis, systemischer Lupus erythematodes (SLE), Multiple Sklerose (MS) oder Morbus Crohn entstehen durch eine überaktive oder fehlgeleitete Immunantwort, bei der das Immunsystem körpereigene Gewebe angreift. Immuntherapien zielen darauf ab, diese dysregulierten Prozesse zu modulieren und das Gleichgewicht des Immunsystems wiederherzustellen.

Ein zentraler Ansatz ist die Verwendung von monoklonalen Antikörpern, die gezielt Signalwege oder Moleküle blockieren, die für die überschießende Immunreaktion verantwortlich sind. Beispiele sind **TNF-Alpha-Inhibitoren** wie Infliximab oder Adalimumab, die bei entzündlichen Erkrankungen wie Rheumatoider Arthritis und Morbus Crohn die Aktivität von Tumornekrosefaktor Alpha (TNF-α) hemmen, einem Schlüsselmediator der Entzündung. Ebenso blockieren **IL-6-Inhibitoren** (z. B. Tocilizumab) entzündliche Signalwege, die bei Autoimmunerkrankungen überaktiv sind.

Checkpoint-Inhibitoren, die ursprünglich für die Krebsimmuntherapie entwickelt wurden, werden auch erforscht, um die Aktivität bestimmter Immunzellen bei Autoimmunerkrankungen zu modulieren. Sie können dazu beitragen, die Selbsttoleranz des Immunsystems wiederherzustellen, indem sie regulatorische T-Zellen stärken oder überschießende Immunreaktionen dämpfen.

Ein weiterer innovativer Ansatz ist die **B-Zell-Depletion**, bei der B-Zellen, die Antikörper gegen körpereigene Gewebe produzieren, gezielt eliminiert werden. Rituximab, ein Antikörper gegen CD20, wird erfolgreich bei SLE und Rheumatoider Arthritis eingesetzt.

Zukünftige Strategien umfassen Zelltherapien, bei denen regulatorische T-Zellen (Tregs) ex vivo modifiziert und vermehrt werden, um die Autoimmunität im Körper gezielt zu unterdrücken. Diese personalisierten Ansätze könnten langfristige Remissionen ermöglichen und die Nebenwirkungen konventioneller Therapien reduzieren.

Die Immuntherapie bei Autoimmunerkrankungen hat die Behandlungslandschaft revolutioniert, indem sie spezifischere, effektivere und oft besser verträgliche Alternativen zu herkömmlichen Immunsuppressiva bietet. Durch die Kombination von zielgerichteten Therapien und personalisierten Ansätzen wird erwartet, dass diese Therapien in Zukunft noch breiter eingesetzt werden und die Lebensqualität der Patienten erheblich verbessern.

Behandlung chronischer Infektionen

Die Behandlung chronischer Infektionen stellt eine besondere Herausforderung dar, da sich Erreger wie Viren, Bakterien oder Parasiten häufig den Abwehrmechanismen des Immunsystems und der medikamentösen Therapie entziehen. Chronische Infektionen wie HIV, Hepatitis B (HBV), Hepatitis C (HCV), Tuberkulose und Herpesviren können persistieren, indem sie latente Reservoirs bilden, die eine vollständige Eradikation verhindern. Fortschritte in der Immuntherapie und der medikamentösen Forschung bieten jedoch innovative Ansätze, um diese Infektionen effektiver zu bekämpfen.

Eine der zentralen Strategien ist die Stärkung der Immunantwort, um den Körper besser in die Lage zu versetzen, den Erreger zu kontrollieren oder zu eliminieren. Immuntherapeutische Ansätze wie **Checkpoint-Inhibitoren** werden erforscht, um die T-Zell-Antwort gegen chronische Virusinfektionen wie HIV und HBV zu reaktivieren. Diese Mechanismen sind von Interesse, da chronische Infektionen häufig eine Immun-Erschöpfung (T-Zell-Exhaustion) hervorrufen, die die Fähigkeit des Immunsystems, den Erreger zu bekämpfen, beeinträchtigt.

Ein weiterer innovativer Ansatz ist die **therapeutische Impfung**, bei der spezifische Impfstoffe die Immunantwort gegen persistierende Erreger stärken. Im Gegensatz zu prophylaktischen Impfstoffen zielen therapeutische Impfstoffe darauf ab, bereits infizierten Personen zu helfen, indem sie das Immunsystem dazu anregen,

Virusreservoire zu kontrollieren oder zu reduzieren. Diese Strategie wird insbesondere bei HIV und HBV intensiv erforscht.

Antivirale Medikamente, wie direkte antivirale Wirkstoffe (Direct-Acting Antivirals, DAAs), haben bei der Behandlung chronischer Infektionen wie Hepatitis C enorme Fortschritte ermöglicht. DAAs zielen auf spezifische virale Proteine ab, die für die Replikation des Virus essenziell sind, und haben Heilungsraten von über 95 % erreicht. Ähnlich erfolgreich sind Kombinationstherapien bei HIV, die aus antiretroviralen Medikamenten bestehen, die verschiedene Schritte des viralen Lebenszyklus blockieren. Diese Behandlungen sind hochwirksam, erfordern jedoch lebenslange Einnahme, da sie die Viruslast nur unterdrücken, nicht jedoch die Reservoirs beseitigen.

Für chronische bakterielle Infektionen wie Tuberkulose wird intensiv an Immunmodulatoren geforscht, die das Immunsystem aktivieren und gleichzeitig die Antibiotikaresistenz überwinden können. Ebenso werden neue Impfstoffe entwickelt, die nicht nur die Infektion verhindern, sondern auch eine therapeutische Wirkung entfalten könnten.

Zukünftige Ansätze umfassen die Kombination von Immuntherapien mit Gentherapien, um latente Infektionen wie HIV gezielt zu eliminieren. Technologien wie CRISPR-Cas9 werden erforscht, um virale Genome direkt aus infizierten Zellen zu entfernen, was potenziell eine Heilung ermöglichen könnte.

Die Behandlung chronischer Infektionen profitiert von einer zunehmenden Verknüpfung von Immunologie, Molekularbiologie und modernen Therapieverfahren. Während die vollständige Heilung vieler chronischer Infektionen noch eine Herausforderung bleibt, versprechen die Fortschritte in der Immuntherapie und zielgerichteten Medikamentenentwicklung erhebliche Verbesserungen für die Patienten.

4. Vergleich und Synthese der Fortschritte

Gemeinsamkeiten

Die verschiedenen Ansätze moderner Immuntherapien und Gentherapien – wie CAR-T-Zelltherapien, Checkpoint-Inhibitoren und therapeutische Impfstoffe – tragen alle zur Entwicklung der personalisierten Medizin bei. Sie basieren auf einem tiefen Verständnis individueller biologischer Merkmale, sei es die genetische Ausstattung des Patienten, die spezifischen Eigenschaften von Tumoren oder die molekularen Mechanismen einer Erkrankung. Diese Therapien ermöglichen maßgeschneiderte Behandlungsstrategien, die gezielt auf die individuellen Bedürfnisse eines Patienten abgestimmt sind. Durch die Integration von Genomik, Proteomik und Immunologie adressieren sie die spezifischen Ursachen von Krankheiten und verbessern die Präzision und Effektivität der Behandlung.

Unterschiede

In der **klinischen Umsetzung und Zugänglichkeit** unterscheiden sich diese Ansätze hingegen erheblich. Checkpoint-Inhibitoren wie PD-1/PD-L1-Inhibitoren sind standardisierte Medikamente, die relativ unkompliziert verabreicht werden können und in vielen klinischen Umgebungen verfügbar sind. CAR-T-Zelltherapien hingegen erfordern spezialisierte

Behandlungszentren und individuelle Anpassung für jeden Patienten. Therapeutische Impfstoffe liegen zwischen diesen Extremen und sind oft auf spezifische Zielpopulationen zugeschnitten.

Die **Kosten und Infrastrukturanforderungen** variieren ebenfalls stark. Checkpoint-Inhibitoren sind aufgrund standardisierter Produktion vergleichsweise kostengünstiger und leichter skalierbar. CAR-T-Zelltherapien hingegen sind sehr teuer, da sie patientenspezifisch hergestellt werden und komplexe Prozesse wie Zellentnahme, Modifikation und Reinfusion erfordern. Therapeutische Impfstoffe können je nach Herstellungsart und Zielgruppe ebenfalls erhebliche Kosten verursachen, jedoch oft einfacher implementiert werden.

Bewertung der Relevanz

Die Relevanz dieser Ansätze ist unbestritten, da sie neue Möglichkeiten für die Behandlung schwer behandelbarer Krankheiten eröffnen. CAR-T-Zelltherapien sind insbesondere bei hämatologischen Krebserkrankungen bahnbrechend, während Checkpoint-Inhibitoren bei soliden Tumoren und metastasierenden Erkrankungen beeindruckende Ergebnisse erzielt haben. Therapeutische Impfstoffe könnten sowohl präventiv als auch kurativ in breiten Patientengruppen eingesetzt werden. Die Wahl der besten Option hängt jedoch von der spezifischen Erkrankung, der Verfügbarkeit und den individuellen Bedürfnissen des Patienten ab.

Herstellung, Logistik und Skalierbarkeit

Die Herstellung moderner Therapien wie CAR-T-Zellen ist in der Tat ein anspruchsvoller und vielschichtiger Prozess, der zahlreiche Herausforderungen mit sich bringt. Diese patientenspezifischen Therapien erfordern ein hohes Maß an Präzision und Anpassung, da die Zellen jedes einzelnen Patienten ex vivo genetisch modifiziert und anschließend reinfundiert werden müssen. Die damit verbundene Just-in-Time-Produktion, bei der jede Behandlung individuell gefertigt wird, stellt erhebliche logistische Anforderungen dar.

Der Herstellungsprozess beginnt mit der Entnahme von T-Zellen des Patienten durch Leukapherese. Diese Zellen werden in spezialisierten Laboren unter sterilen Bedingungen genetisch so modifiziert, dass sie einen chimären Antigenrezeptor (CAR) exprimieren, der Tumorzellen gezielt erkennt. Anschließend werden die Zellen expandiert, qualitätsgeprüft und für die Rückgabe an den Patienten vorbereitet. Jeder dieser Schritte ist technisch anspruchsvoll und muss unter streng kontrollierten Bedingungen erfolgen, um die Sicherheit und Wirksamkeit der Therapie zu gewährleisten.

Die patientenspezifische Natur der CAR-T-Zelltherapie bringt erhebliche logistische Schwierigkeiten mit sich. Da die Zellen nur vom jeweiligen Patienten verwendet werden können, müssen Entnahme, Modifikation und Reinfusion eng koordiniert werden, um Verzögerungen oder Kontaminationen zu vermeiden. Der gesamte Prozess ist zeitkritisch, da die Zellen innerhalb eines engen

Zeitfensters transportiert und verarbeitet werden müssen. Dies ist besonders anspruchsvoll bei globaler Verteilung, da die Zellen oft über weite Entfernungen transportiert werden müssen, etwa von einem Entnahmezentrum in einem Land zu einem spezialisierten Labor in einem anderen.

Die Produktion von CAR-T-Zellen ist derzeit nur begrenzt skalierbar, da sie hochgradig individuell und arbeitsintensiv ist. Die Verfügbarkeit spezialisierter Produktionsstätten und qualifizierter Fachkräfte reicht bei weitem nicht aus, um den steigenden Bedarf zu decken. Dies führt nicht nur zu längeren Wartezeiten für Patienten, sondern erhöht auch die Kosten erheblich. Die Entwicklung automatisierter und standardisierter Produktionsprozesse könnte hier Abhilfe schaffen, ist jedoch noch in der Entwicklung.

CAR-T-Zellen sind äußerst empfindlich gegenüber äußeren Einflüssen wie Temperatur und Zeit. Sie müssen in kryogenen oder kontrollierten Umgebungen transportiert werden, um ihre Lebensfähigkeit und Funktionalität zu erhalten. Kleinste Fehler in der Lagerung oder Logistik können die Therapie unwirksam machen. Die Infrastruktur für solche spezialisierten Transporte ist teuer und in vielen Regionen begrenzt verfügbar.

Um diese Herausforderungen zu bewältigen, arbeiten Forschungseinrichtungen und Unternehmen an verschiedenen Ansätzen. Automatisierte Herstellungsverfahren könnten die Produktion vereinfachen und beschleunigen, während Fortschritte in der Zelllagerung und Transporttechnologie dazu beitragen könnten, die Robustheit der Zellen zu verbessern. Dezentrale Produktionsmodelle, bei denen Zellverarbeitungszentren näher an den Patienten angesiedelt sind, könnten die Logistik vereinfachen und die Transportzeiten verkürzen.

Ethische Aspekte

Die ethischen Herausforderungen sind vielfältig und umfassen die Zugänglichkeit, Gerechtigkeit und mögliche Langzeitfolgen der Therapien. Hohe Kosten können die Verfügbarkeit einschränken und gesundheitliche Ungleichheiten verstärken, da nur wohlhabendere Länder oder Bevölkerungsgruppen Zugang zu diesen innovativen Therapien haben könnten. Die genetische Modifikation von Zellen, insbesondere in der Keimbahn, wirft Fragen zu möglichen unerwünschten Konsequenzen für künftige Generationen auf. Zudem besteht das Risiko, dass durch den Fokus auf teure, hochspezialisierte Therapien weniger Ressourcen für breiter einsetzbare Ansätze bereitgestellt werden. Der Datenschutz ist ebenfalls ein zentrales Thema, da für viele dieser Therapien umfangreiche genetische und medizinische Daten benötigt werden, die vor Missbrauch geschützt werden müssen.

6. Gesellschaftliche Implikationen

Gesellschaftliche Auswirkungen neuer Therapien

Die Einführung moderner Therapien wie CAR-T-Zellen, Checkpoint-Inhibitoren und Gentherapien hat weitreichende gesellschaftliche Auswirkungen. Sie bieten revolutionäre Möglichkeiten zur Behandlung schwerer Erkrankungen, werfen jedoch grundlegende Fragen in Bezug auf Zugänglichkeit, Gerechtigkeit, Datenschutz und die Verantwortung der beteiligten Akteure auf.

Zugänglichkeit und Gerechtigkeit

Die ungleiche Verteilung moderner Therapien ist eines der drängendsten Probleme. Diese innovativen Ansätze sind oft mit extrem hohen Kosten verbunden, was ihren Zugang auf wohlhabendere Regionen und soziale Schichten beschränkt. Länder mit begrenzten Ressourcen verfügen häufig nicht über die notwendige Infrastruktur, qualifiziertes Personal oder Finanzierung, um solche Behandlungen anzubieten. Selbst in wohlhabenden Ländern bleibt der Zugang oft auf Patienten beschränkt, die durch private Versicherungen oder spezielle Programme gedeckt sind.

Diese Ungleichheit verstärkt die Diskrepanz in der globalen Gesundheitsversorgung und führt zu ethischen Fragen: Wer entscheidet, wer Zugang zu diesen lebensrettenden Therapien erhält, und wie können sie gerecht verteilt werden? Modelle wie subventionierte Preismodelle, internationale Partnerschaften oder gemeinnützige Programme könnten dazu beitragen, die Gerechtigkeit zu fördern, sind jedoch noch unzureichend etabliert.

Die Einführung neuer Technologien erfordert darüber hinaus erhebliche Investitionen in Infrastruktur, Forschung und Entwicklung. Regionen mit fortschrittlicher medizinischer Technologie profitieren unmittelbar, während Entwicklungsländer oft ausgeschlossen bleiben. Auch innerhalb eines Landes können soziale und wirtschaftliche Unterschiede den Zugang erheblich beeinflussen. Patienten in ländlichen Gebieten haben oft weniger Zugang zu spezialisierten Behandlungszentren, die für die Durchführung moderner Therapien erforderlich sind.

Die globale Verteilung solcher Technologien erfordert daher internationale Zusammenarbeit. Strategien wie Technologietransfer, Schulung von Fachkräften und Investitionen in lokale Produktionskapazitäten könnten helfen, die Kluft zwischen verschiedenen Regionen zu schließen. Gleichzeitig müssen Preismodelle entwickelt werden, die die Therapien auch für einkommensschwache Länder erschwinglich machen.

Datenschutz und Privatsphäre

Moderne Therapien basieren oft auf der Analyse sensibler genetischer und medizinischer Daten. Dies wirft erhebliche Datenschutzprobleme auf. Die Speicherung,

Verarbeitung und Nutzung dieser Daten birgt Risiken wie unbefugten Zugriff, Datenlecks oder Missbrauch, etwa durch Versicherungen oder Arbeitgeber. Besonders in Ländern mit schwachen Datenschutzgesetzen ist die Gefahr groß, dass sensible Informationen missbraucht werden.

Verantwortung und Regulation

Die Verantwortung für die Entwicklung, Verteilung und den sicheren Einsatz moderner Therapien liegt bei einer Vielzahl von Akteuren, darunter Forschungseinrichtungen, Unternehmen, Regierungen und internationale Organisationen. Forschungseinrichtungen und die Industrie tragen die Verantwortung, Technologien sicher, effektiv und erschwinglich zu gestalten. Gleichzeitig müssen sie transparent agieren und sich ethischen Standards verpflichten.

Regierungen spielen eine Schlüsselrolle bei der Regulierung dieser Therapien, um ihre Sicherheit und Wirksamkeit zu gewährleisten. Sie müssen auch sicherstellen, dass die Therapien gerecht verteilt und zugänglich gemacht werden. Subventionen, Steuererleichterungen und staatlich finanzierte Programme könnten dazu beitragen, die Therapien breiter verfügbar zu machen.

Internationale Organisationen wie die WHO sind entscheidend, um globale Standards für Sicherheit, Ethik und Gerechtigkeit zu setzen. Sie können auch als Vermittler zwischen wohlhabenden und einkommensschwachen Ländern agieren, um den Zugang zu lebensrettenden Therapien zu verbessern. Zudem sollten sie Mechanismen entwickeln, die den Technologietransfer erleichtern und Länder mit begrenzten Ressourcen unterstützen.

7. Ausblick

Die Zukunft der Medizin wird zunehmend durch Synergien zwischen Genomik, Künstlicher Intelligenz (KI) und Immuntherapie geprägt sein. Diese Disziplinen ergänzen sich gegenseitig und haben das Potenzial, die Diagnostik, Prävention und Therapie auf ein völlig neues Niveau zu heben. Während die Genomik ein tiefgreifendes Verständnis der genetischen Grundlagen von Gesundheit und Krankheit ermöglicht, nutzt KI diese Daten, um Muster zu erkennen, Vorhersagen zu treffen und Behandlungsstrategien zu optimieren. Immuntherapien ergänzen dieses Spektrum, indem sie gezielte Behandlungsansätze schaffen, die die natürlichen Abwehrmechanismen des Körpers aktivieren oder modifizieren.

Synergien zwischen Genomik, KI und Immuntherapie

Die Integration dieser Technologien bietet immense Möglichkeiten. Genomische Analysen identifizieren spezifische genetische Variationen oder Mutationen, die als Zielstrukturen für Immuntherapien dienen können, während KI-Algorithmen die Analyse dieser Daten beschleunigen und Muster erkennen, die für die Therapieplanung entscheidend sind. KI kann außerdem die Entwicklung neuer Immuntherapien unterstützen, indem sie große Datenmengen aus klinischen Studien, molekularer Forschung und realen Patientendaten auswertet. Durch die Kombination von KI und Genomik lassen sich potenzielle Zielstrukturen für CAR-T-Zelltherapien oder Checkpoint-Inhibitoren schneller und präziser identifizieren, was die Zeit bis zur klinischen Anwendung verkürzt.

Forschungslücken

Trotz beeindruckender Fortschritte gibt es noch zahlreiche offene Fragen und Forschungsfelder. Zu den zentralen Herausforderungen gehört die Verbesserung der Wirksamkeit von Immuntherapien bei soliden Tumoren, da diese oft weniger ansprechen als hämatologische Krebserkrankungen. Die komplexe Interaktion zwischen Tumoren, der Immunantwort und der Mikroumgebung ist noch nicht vollständig verstanden. Darüber hinaus bleiben die Langzeitwirkungen von Immun- und Gentherapien, insbesondere bei Keimbahnmodifikationen, unklar.

Ein weiteres Forschungsfeld ist die Integration und Standardisierung von Daten aus unterschiedlichen Quellen, wie Genomik, Epigenetik und Proteomik, um umfassendere Modelle für die Präzisionsmedizin zu schaffen. Es fehlt auch an groß angelegten Studien, die die Effektivität und Sicherheit neuer Ansätze in vielfältigen Bevölkerungsgruppen untersuchen, um gesundheitliche Ungleichheiten zu vermeiden. Zudem gibt es noch keine etablierten Methoden, um Kosten zu senken und gleichzeitig die Qualität der Therapien zu gewährleisten.

Identifikation weiterer Anwendungsfelder

Die Technologien haben das Potenzial, über ihre bisherigen Anwendungsbereiche hinauszugehen. In der Infektiologie könnten personalisierte Impfstoffe und Immuntherapien die Bekämpfung chronischer oder neuartiger Infektionen, wie HIV oder resistente Tuberkulose, revolutionieren. In der Autoimmunität bieten sich Möglichkeiten, regulatorische T-Zellen gezielt zu modifizieren, um fehlgesteuerte Immunreaktionen zu dämpfen. Auch in der Präventivmedizin könnten genomische und KI-gestützte Ansätze helfen, Krankheitsrisiken frühzeitig zu erkennen und präventive Maßnahmen individuell anzupassen.

Implikationen für die medizinische Praxis

Die Integration von Genomik, KI und Immuntherapie wird die medizinische Praxis grundlegend verändern. Ärzte müssen zunehmend mit komplexen Technologien umgehen und in der Lage sein, die Ergebnisse von KI-gestützten Analysen und genomischen Tests zu interpretieren. Dies erfordert eine kontinuierliche Weiterbildung und interdisziplinäre Zusammenarbeit zwischen Medizinern, Bioinformatikern und Ingenieuren.

Patienten könnten eine zunehmend aktive Rolle in ihrer Gesundheitsversorgung übernehmen, indem sie auf personalisierte Informationen über genetische Risiken und Behandlungsmöglichkeiten zugreifen. Dies wird die Art und Weise verändern, wie Patienten mit Ärzten interagieren und Entscheidungen treffen. Gleichzeitig wird die medizinische Versorgung zunehmend datengetrieben, wobei elektronische Gesundheitsakten, genomische Datenbanken und KI-gestützte Systeme zentrale Bestandteile der klinischen Entscheidungsfindung sein werden.

Langfristige Veränderungen im Gesundheitswesen durch neue Technologien

Die langfristigen Veränderungen im Gesundheitswesen durch diese Technologien sind erheblich. Das Gesundheitswesen wird von reaktiver Krankheitsbehandlung zu einer präventiven, patientenzentrierten und datenbasierten Versorgung übergehen. Genomische und KI-gestützte Diagnostik wird es ermöglichen, Krankheiten früher zu erkennen, bevor Symptome auftreten, und Präventivmaßnahmen individuell anzupassen. Therapien werden zunehmend maßgeschneidert, was die Wirksamkeit erhöht und Nebenwirkungen minimiert.

Gleichzeitig werden die Kostenstrukturen im Gesundheitswesen neu definiert. Obwohl die anfänglichen Investitionen in diese Technologien hoch sind, könnten langfristige Einsparungen durch präzisere Diagnosen, gezielte Therapien und die Reduktion ineffektiver Behandlungen erzielt werden. Dennoch bleiben Herausforderungen hinsichtlich der Zugänglichkeit und Gerechtigkeit bestehen, die durch politische Maßnahmen, internationale Kooperationen und technologische Innovationen adressiert werden müssen.

8. Fazit

Diese Darstellung der großen medizinischen Fortschritten der letzten Jahre führt eindrucksvoll vor Augen, wie tiefgreifend und vielseitig die Errungenschaften der modernen Medizin in diesem Zeitraum waren. Sie zeugen nicht nur von der enormen Innovationskraft und Kreativität in der Forschung, sondern auch von der Fähigkeit, theoretische Erkenntnisse effizient in die klinische Praxis zu überführen, um das Leben von Patienten weltweit signifikant zu verbessern.

Einer der zentralen Aspekte der jüngsten Entwicklungen ist die zunehmende Individualisierung medizinischer Ansätze. Die Fortschritte in der personalisierten Medizin, insbesondere in der Onkologie, erlauben es, Behandlungen auf die genetischen und molekularen Besonderheiten jedes einzelnen Patienten zuzuschneiden. Dies hat nicht nur die Überlebensraten bei Krebserkrankungen erhöht, sondern auch die Nebenwirkungen und Belastungen der Patienten erheblich reduziert. Parallel dazu haben Technologien wie CRISPR-Cas die Gentherapie revolutioniert, indem sie präzise Eingriffe in das Erbgut ermöglichen. Damit bieten sie neue Perspektiven für die Heilung bisher unheilbarer genetischer Krankheiten.

Die Digitalisierung des Gesundheitswesens und die Integration Künstlicher Intelligenz stellen einen weiteren Meilenstein dar. Mit KI-gestützten Algorithmen können riesige Datenmengen analysiert werden, um komplexe Muster zu erkennen, die für Menschen schwer zugänglich sind. Dies hat die diagnostische Präzision erheblich gesteigert, insbesondere in der Radiologie und Pathologie, und bietet gleichzeitig Ärzten wertvolle Unterstützung bei der Entscheidungsfindung in der Therapieplanung. Die Digitalisierung hat auch die Telemedizin und das Management von Patientendaten verbessert, wodurch eine effizientere Versorgung, insbesondere in abgelegenen oder unterversorgten Regionen, möglich wird.

Auch die Fortschritte in der chirurgischen Technik, insbesondere die Entwicklung minimalinvasiver Verfahren, verdienen besondere Anerkennung. Diese Techniken reduzieren die Belastung der Patienten erheblich, ermöglichen kürzere Krankenhausaufenthalte und verringern postoperative Komplikationen. Gemeinsam mit Innovationen in der Organtransplantation, wie der maschinellen Perfusion zur Konservierung von Spenderorganen, haben diese Entwicklungen die Behandlungsmöglichkeiten in der Chirurgie und Transplantationsmedizin auf ein neues Niveau gehoben.

Hervorzuheben sind auch die bahnbrechenden Erfolge in der Impfstoffentwicklung, insbesondere im Zusammenhang mit der COVID-19-Pandemie. Die schnelle Entwicklung und Verfügbarkeit von mRNA-Impfstoffen verdeutlichen, wie leistungsfähig moderne biomedizinische Forschung ist, wenn Wissenschaft, Technologie und internationale Zusammenarbeit nahtlos ineinandergreifen. Diese Erfolge zeigen eindrucksvoll, wie entscheidend die Förderung und Finanzierung der medizinischen Forschung für die Bewältigung globaler Gesundheitskrisen ist.

10. Index

Adenin 35
Alzheimer 20, 32, 49
Amniozentese 42
Angststörungen 62
Antibiotika 11, 21
Antibiotikaresistenz 89
Antikörper 78, 80, 87
Autoimmunerkrankungen 77, 79, 81, 86, 87
Biotechnologie 18, 22, 24
Brustkrebs 39, 47, 64
CAR-T-Zelltherapien 77, 78, 91, 92, 102
Checkpoint-Inhibitoren 77, 78, 80, 81, 82, 83, 87, 88, 91, 92, 97, 102
Chemotherapien 12, 47
chronischer Infektionen 88, 89, 90
Clopidogrel 48
COVID-19 15, 36, 41, 58, 61, 64
CRISPR-Cas9 13, 23, 25, 30, 31, 32, 33, 44, 50, 52, 90
Cytosin 35

Datenschutz 30, 53, 57, 62, 73, 75, 95, 97, 99
Depressionen 62
Diabetes 12, 15, 26, 32, 49, 60, 67
Diagnostik 11, 12, 20, 23, 26, 35, 36, 38, 42, 43, 45, 55, 57, 59, 63, 64, 68, 69, 101, 104
DNA 12, 25, 30, 34, 35, 36, 37, 41, 45, 47, 51, 53
Ethik 10, 24, 100
Exome 34, 42
Exomsequenzierung 39, 43
Genome 23, 28, 34, 35, 42, 90
Genome Editing 23
Genom-Editing 13
Genomforschung 8, 13, 22, 25, 27, 28, 30, 35, 38, 39, 40, 41, 42, 43, 44, 45, 46, 50, 58
Genomik 18, 25, 26, 27, 29, 37, 39, 60, 91, 101, 102, 103

Gentherapien 27, 40, 43, 46, 90, 91, 97, 102
Gesundheitsdaten 55, 59
Gesundheitspolitik 11
Guanin 35
Hepatitis 88, 89
Herpesviren 88
Herz-Kreislauf-Erkrankungen 12, 15, 19, 26, 39, 49, 58, 59, 60, 67
HIV 15, 88, 89, 90, 103
Hochdurchsatz-Sequenzierung 25, 34, 38, 42, 47
Hochdurchsatz-Sequenzierungstechnologien 29
Humangenomprojekt 13, 28, 29, 30
Immunologie 79, 90, 91
Immuntherapie 8, 13, 23, 77, 78, 79, 80, 81, 84, 85, 86, 87, 88, 90, 101, 103
Infektiologie 40, 103
Infektionskrankheiten 11, 15, 19
Intensivmedizin 67
Ivacaftor 44, 49
Keimbahnmodifikationen 51, 102

KI 9, 13, 20, 22, 23, 55, 56, 57, 58, 59, 60, 61, 62, 63, 64, 65, 66, 67, 68, 69, 70, 71, 72, 73, 74, 75, 101, 103, 104
Klimawandel 16
Krebs 13, 15, 19, 20, 25, 26, 27, 32, 64, 69, 77, 79, 84
Krebsmedizin 39
Krebstherapie 31, 47
künstliche Intelligenz 9, 18, 22
Luxturna 40, 44
Malaria 15
Mammographie 64, 69
medizinischen Bildgebung 63, 64
Molekularbiologie 12, 79, 90
monoklonale Antikörper 77, 78, 82
Mukoviszidose 44, 48
Mutation 27
Nachhaltigkeit 10, 17
neurodegenerative Erkrankungen 15
NGS 34, 35, 36, 37, 42, 47
Onkologie 9, 27, 29, 36, 55, 58, 60, 63, 66, 81
Parkinson 21

personalisierte Medizin 13, 15, 28, 35, 46, 47, 48, 49, 50, 59
Pharmakogenomik 27, 37, 40, 48, 60, 66
pränataler Diagnosen 45
Prävention 9, 11, 16, 30, 38, 46, 59, 101
Proteomik 91, 102
Rehabilitation 67
Resistenz 21
Screening 16, 39, 69
Sichelzellanämie 31, 40, 44, 48, 51
Thymin 35
Transkriptome 34

Transplantationsmedizin 41
Trisomie 21 42, 45
Tuberkulose 15, 88, 89, 103
Tumorgenomen 39
T-Zellen 78, 79, 80, 81, 82, 83, 84, 85, 87, 93, 94, 97, 103
Umweltfaktoren 29, 50
Verantwortung 72, 73, 74, 97, 99
Virologie 16
Zugänglichkeit 10, 23, 56, 57, 91, 95, 97, 105
Zytokine 80